DES ÉRUPTIONS CUTANÉES

PROVOQUÉES

PAR L'INGESTION DE L'HYDRATE DE CHLORAL

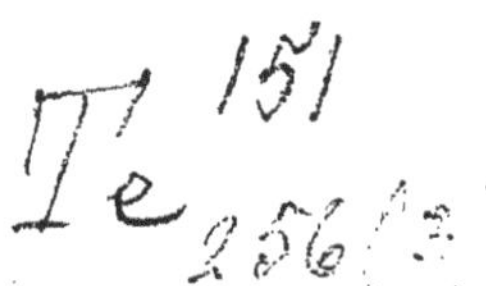

DES

ÉRUPTIONS CUTANÉES

PROVOQUÉES

PAR L'INGESTION DE L'HYDRATE DE CHLORAL

PAR

Claude MARTINET,

Docteur en médecine de la Faculté de Paris.

PARIS

A. PARENT, IMPRIMEUR DE LA FACULTÉ DE MEDECINE

29-31, RUE MONSIEUR-LE-PRINCE, 29-31.

1879

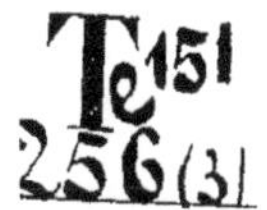

DES

ÉRUPTIONS CUTANÉES

PROVOQUÉES

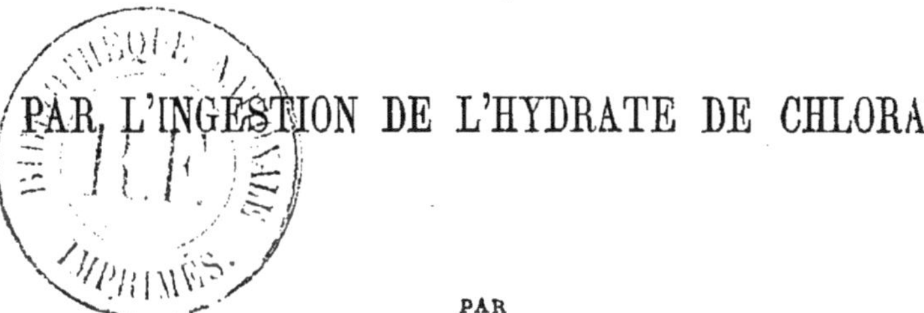

PAR L'INGESTION DE L'HYDRATE DE CHLORAL

PAR

Claude MARTINET,

Docteur en médecine de la Faculté de Paris.

PARIS

A. PARENT, IMPRIMEUR DE LA FACULTÉ DE MEDECINE

29-31, RUE MONSIEUR-LE-PRINCE, 29-31.

1879

DES ÉRUPTIONS CUTANÉES

PROVOQUÉES

PAR L'INGESTION DE L'HYDRATE DE CHLORAL

INTRODUCTION.

Depuis les expériences faites en 1869 par Liebreich avec l'hydrate de chloral sur les animaux et sur l'homme, un grand nombre de travaux ont été entrepris sur le même sujet, et l'on peut dire qu'aujourd'hui les effets physiologiques et thérapeutiques de ce médicament sont bien connus. Plusieurs professeurs de cette Faculté, soit dans leurs savantes leçons, soit dans leurs expériences, soit enfin dans les applications thérapeutiques qu'ils en ont faites à certaines maladies spéciales, le tétanos, la chorée, par exemple, ont puissamment contribué à élargir le champ de nos connaissances sur ce précieux hypnotique, et à en propager l'emploi.

Ce n'est pas cependant que, dès le début, de graves accidents n'aient été imputés au chloral. Dès ses premières expériences, Liebreich avait signalé qu'une dose un peu élevée pouvait tuer un animal. Il était naturel de penser que des faits analogues se produiraient chez l'homme, et cependant on fit d'emblée un emploi immodéré de ce médicament. Des cas de mort furent signalés, cas heureusement rares et qui auraient dû, suivant l'expression d'un auteur anglais, « sonner l'alarme ».

Malgré cela, le chloral continua à tout guérir : les cas d'empoisonnement se répétèrent, et bientôt les médecins comprirent qu'il fallait se remettre à l'œuvre, et étudier plus attentivement les propriétés du chloral.

Ce fut surtout à l'étranger, en Angleterre et en Allemagne, que ces recherches furent faites. On vit bientôt que l'administration du chloral donnait souvent lieu à une foule d'accidents, et, parmi ces derniers, il en est qui attirèrent plus spécialement l'attention des observateurs : nous voulons parler des éruptions cutanées diverses que présentent certains malades, après l'ingestion de ce médicament.

Ces accidents éruptifs, quoique ne constituant pas une question médicale nouvelle, n'ont pas été jusqu'ici, en France, l'objet d'une description spéciale. Aussi, avons-nous entendu nombre de médecins nous dire que ces faits leur étaient complétement inconnus.

En Angleterre et en Allemagne, au contraire, ces troubles cutanés paraissent assez bien connus; c'est surtout dans les auteurs de ces deux pays qu'on peut trouver des observations relatives aux accidents de ce genre. En France, sans doute, tous les médecins qui ont fait un grand usage du chloral ont observé, il est vrai, ces éruptions, mais, comme nous l'avons dit, sans y insister d'une manière spéciale.

Aussi, quoique ce sujet ne soit pas absolument neuf, nous avons cru qu'il était intéressant de grouper certaines observations éparses dans les journaux, de citer nous-même quelques faits qu'il nous a été donné d'observer, afin de pouvoir ensuite tracer une description aussi exacte que possible de ces troubles éruptifs. Nous croyons, en effet, que l'étude des exanthèmes cutanés, consécutifs à l'administration d'un médicament, présente pour le clinicien un intérêt de premier ordre, tant au point de vue des règles à suivre dans l'emploi de cette substance, qu'au point de vue des erreurs de diagnostic auxquelles exposent ces éruptions. Il est difficile, d'une part, de bien établir le degré de tolérance d'un malade pour un médicament; il faut pour cela une pratique longue, une observation minutieuse, attentive. D'autre part, il faut éviter au médecin de confondre ces accidents soit avec des exanthèmes fébriles, soit avec d'autres éruptions médicamenteuses, soit avec certaines éruptions dites chirurgicales et qui ont été récemment l'objet de travaux fort intéressants (Verneuil, Trélat, Tremblez). Or, si chacun apportait à cette œuvre le fruit de ses recherches, de ses observations, on pourrait arriver à établir certains principes, qui, dans bien des circonstances, pourraient guider le praticien.

Cette étude devrait être faite, à notre sens, pour un médicament d'un emploi quotidien tel que le chloral, médicament qui, s'il donne, dans certains cas, des résultats merveilleux, peut, dans d'autres, exposer à de regrettables méprises et même causer des accidents sérieux.

C'est dans cette intention que nous entreprenons cette étude. Il n'est pas inutile, croyons-nous, à une époque où l'engouement pour le chloral est poussé aussi loin qu'aujourd'hui, engouement d'ailleurs justifié, de mentionner les phénomènes toxiques qui peuvent lui être imputés.

Nous ne pensons point, comme on pourrait peut-être le croire, renoncer à l'emploi du chloral. En signalant ses inconvénients dans quelques faits isolés et relativement peu fréquents, nous voulons prévenir les praticiens plutôt que les engager à se désarmer d'un tel médicament. Pour avoir décrit les accidents éruptifs du copahu, de la quinine, de la belladone, de l'iode, etc., peut-on accuser les auteurs de ces descriptions d'avoir voulu proscrire l'emploi de ces substances? Nullement. Ces auteurs ont pensé qu'il était utile pour les praticiens de bien connaître ces accidents, afin de leur éviter de regrettables erreurs, et ils ont eu raison. Notre but, en poursuivant cette étude, n'est pas autre. Sans doute, comme nous le verrons plus loin, on a décrit, en Angleterre et en Allemagne, certaines éruptions graves, du purpura, par exemple, après l'ingestion de l'hydrate de chloral. Mais nous verrons aussi que, souvent, dans ces cas, la dose du médicament était exagérée, et, de plus, qu'on l'avait donné à des sujets débilités, cachectiques et qui ne pouvaient que médiocrement réagir. En France, ceux qui ont fait le plus large emploi du chloral n'ont pas signalé les mêmes accidents ; nous ne les avons pas vus pour notre part. Les éruptions que nous avons observées, quoique s'accompagnant la plupart du temps de phénomènes cardio-pulmonaires extrêmement fatigants, n'entraînaient pas d'autres accidents mettant en danger la vie du malade.

Cela posé, voici l'unique but de ce travail : grouper un certain nombre d'observations éparses, insister sur les caractères qui puissent permettre de différencier ces éruptions d'avec d'autres afin d'éviter au praticien, s'il est possible, des erreurs regrettables. Nous nous croirons suffisamment récompensé de nos efforts, si nous avons pu être utile à quelques-uns.

Voici le plan que nous suivrons :

1° Nous ferons un court historique de la question.

2° Aussitôt après, nous rapporterons les différentes observations que nous avons compulsées.

3° Nous essaierons de tracer une symptomatologie aussi exacte que possible de l'éruption et des troubles qui l'accompagnent.

4° Nous chercherons à la différencier d'avec d'autres éruptions.

5° Enfin, dans une dernière partie, nous nous demanderons quelle peut être la cause de ces différents accidents.

Avant de commencer ce travail, nous tenons à remercier publiquement ici notre excellent ami M. Mayor, interne des hôpitaux, qui nous en a inspiré l'idée et nous a toujours soutenu de ses bons conseils.

HISTORIQUE.

O. Liebreich, dans les observations qu'il communiqua, en juin 1869, à l'Académie des sciences de Berlin, ne parle pas de ces éruptions que les cliniciens, peu après lui, devaient signaler. Il est vrai qu'il n'avait alors observé qu'un très-petit nombre de malades.

Le premier, en France, qui contrôla les expériences de Liebreich fut le Dr Bouchut. Dans un premier mémoire qu'il présenta à l'Académie des sciences en 1869, Bouchut cite bien les propriétés de l'hydrate de chloral (hypnotisme, insensibilité, etc.), il parle bien des accidents que peut provoquer une trop haute dose, mais, bien qu'il ait déjà expérimenté le chloral une soixantaine de fois, il ne mentionne pas ces éruptions.

C'est dans des mémoires ultérieurs qu'il signala quelques cas de roséole fugace avec un peu d'ébriété (Bulletin de thérapeutique 1873, et congrès de Bruxelles 1875).

En 1869 aussi, Giraldès, à la Société de chirurgie (1),

(1) Société de chirurgie, 1869.

Demarquay (1), Dieulafoy et Krishaber, Léon Labbé et Goujon (2), entreprenaient des travaux importants sur la question ; mais dans leurs mémoires ou leurs communications, où l'on trouve bien étudiées les propriétés physiologiques et thérapeutiques du chloral, il n'est pas fait mention des éruptions qu'il provoque.

En 1870, Ch. Mauriac, médecin de l'hôpital du Midi, employa le chloral à des doses assez élevées (jusqu'à 10 grammes par jour), dans le traitement des algies de nature vénérienne. Il le donna à vingt et un malades, et, après avoir noté le peu d'effet produit sur les muqueuses gastrique et intestinale, sur le cœur, sur le poumon, il ajoute : « La circulation capillaire et périphérique s'exécute aussi comme à l'état normal : la peau ne présente pas de ces changements de coloration, ni de ces hyperémies partielles, ni de ces rougeurs, ni de ces éruptions fugaces, ni de ces sueurs abondantes que font naître assez facilement certains narcotiques, l'opium et la belladone, par exemple. Les muqueuses ne deviennent le siége d'aucune congestion bien évidente, sauf la conjonctive, qui m'a semblé quelquefois un peu injectée; mais c'était peut-être l'effet d'un sommeil prolongé » (3).

Ainsi M. Mauriac, sur vingt et un malades, auxquels il a donné d'assez fortes doses de chloral, n'a observé de manifestations cutanées sur aucun d'eux, bien qu'il ait eu l'idée de les rechercher.

(1) Union médicale, 1869, p. 375.
(2) Gazette des hôpitaux, 1869.
(3) Mauriac. Gazette des hôpitaux, nº 112 et suivants, 1870.

Déjà cependant, en Allemagne, peu de temps après les expériences de Liebreich, le Dr Jastrowistz publiait trente-quatre observations recueillies à la Clinique de Westphal, de Berlin, et dans deux de ces observations sont notés des accidents cutanés dus au chloral. La rougeur de la face existant seule est mentionnée dans plusieurs des observations de Jastrowistz, et, chez deux femmes, il a vu « un érythème rouge clair se produire subitement sur une grande étendue du corps, érythème qui disparut aussi rapidement qu'il s'était montré » (1).

Plusieurs médecins français et anglais avaient signalé aussi, vers la même époque, cette rougeur, cette sensation de chaleur que le malade éprouve surtout à la face, mais sans attribuer cet état au chloral (Desnos (2), Dabbs (3), Gordon (4), Coghill (5).

Ce fut également vers cette époque que M. Verneuil essaya le chloral dans le tétanos (6). L'éminent professeur, de même que les chirurgiens français qui le suivirent dans cette voie, ne semble pas avoir observé d'accidents cutanés chez ses malades, malgré les doses parfois énormes qui furent administrées. Dans les observations qu'il communiqua à la Société de chirurgie, et dans les discussions auxquelles elles donnèrent lieu, il

(1) In Journal hebdomadaire de clinique de Berlin, 1869, n° 36 et suivants. Traduction par le Dr Doumic, in Annales médico-psychologiques, 1869, p. 34.

(2) Gazette médicale de Paris, 1870, p. 187.

(3) Medical Times, 8 octobre 1878.

(4) Edinburgh Medical Journal, 9 juin 1870.

(5) Edinburgh Medical Journal, octobre 1878.

(6) Société de chirurgie, 23 mars 1870.

n'en est pas fait mention, sauf peut-être dans une, où il est dit que le malade, après l'ingestion du chloral, avait le visage coloré; mais cet effet n'est nullement imputé au médicament.

A l'étranger, on traita également le tétanos par le chloral, et si l'on n'arriva pas à des résultats bien favorables, en revanche, on étudia bien, en Angleterre surtout, les inconvénients et les dangers de cette médication. Des éruptions furent signalées par plusieurs chirurgiens (Craft, Thomas Bryant).

Mais jusque-là, si l'on avait remarqué ces troubles cutanés, on n'en avait nullement étudié la marche, on ne s'était pas demandé par quel mécanisme ils pouvaient se produire. Vers la fin de l'année 1870, Schüle, en Allemagne, Crichton-Browne, S. Winter Fischer, en Angleterre, firent entrer la question dans une phase nouvelle.

Excellent observateur, Schüle appelle l'attention des médecins sur les différents phénomènes qui suivent l'absorption du chloral : excitation du cœur, bouffées de chaleur, érythème disséminé, qui, de la face, s'étend au tronc et aux autres parties du corps. Il remarque que souvent cette action chloralique reste latente, jusqu'à ce qu'intervienne un autre stimulant de la circulation, le vin ou la bière, par exemple. Chez certains sujets, il note qu'il suffit de la simple stimulation qui suit l'ingestion des aliments, remarque absolument juste, comme nous le relaterons dans la plupart de nos observations. Schüle insiste également sur l'intensité et la durée du phénomène, qu'il dit être en raison directe de la dose de chloral absorbé, et varier suivant l'idiosyncrasie individuelle (1).

De leur côté, S. Winter Fischer (2), et surtout le Dr J. Crichton-Browne (3), publiaient des mémoires importants sur cette question. Ils citent des éruptions érythémateuses, de l'urticaire, et même du purpura, à la suite de l'administration du chloral. Crichton-Browne relate bien les principaux symptômes, rougeur de la face et du tronc, les palpitations, l'influence des boissons alcooliques, etc., puis il cherche l'explication, le mécanisme de la production de ces phénomènes. Il pense qu'ils sont dus à une paralysie temporaire des centres vaso-moteurs de la tête et du cou : c'est du reste l'opinion de M. Brown-Séquard.

Comme on le voit, la question a gagné du terrain : ces éruptions commencent à être bien observées, et les auteurs cherchent à savoir quel est leur point de départ.

En 1872, Horand et Peuch présentèrent à la Société de médecine de Lyon, un remarquable mémoire sur les propriétés du chloral. Ils semblent avoir observé un cas d'éruption, mais ils l'ont interprêté d'une façon qui nous semble inexacte. Ces auteurs ont donné du chloral à de petits enfants atteints de la rougeole; et ils citent l'observation d'un malade qui, pour une autre cause, se trouvait déjà depuis plusieurs jours sous

(1) In Allgemeine Zeitschrift fur Psychiatric, 1871, 1er semestre.

(2) British medical journal, 25 février et 1er avril 1871.

(3) The Lancet, 1er et 8 avril 1871, cité par Gauchet, in Bulletin de thérapeutique, 1871. t. I, p. 429.

l'influence du chloral, lorsqu'il fut pris d'éruption rubéolique. Or, chez lui, il n'y eut pas de fièvre, pas de catarrhe morbilleux, aucun enfin des symptômes de la rougeole. Ils en ont conclu que le chloral jugulait plus ou moins la maladie. Vu l'absence de symptômes morbilleux, tout porte à croire que ces deux observateurs ont méconnu là une éruption chloralique.

Peu de temps après (fin 1872), Ludwig Kirn (1), dans un mémoire fort intéressant, après avoir décrit un érythème cutané accompagné quelquefois de tuméfaction, d'œdème, de rougeur, de gonflement de la conjonctive, d'angine, etc., attira l'attention sur un autre phénomène important : il signala comme accompagnant l'éruption, une dyspnée intense allant quelquefois jusqu'à l'asphyxie ; il signala également les palpitations, d'autant plus prononcées, que le malade prend des alcooliques. Il a observé aussi, dans les cas de chloralisme grave, des pétéchies, des ulcérations cutanées, etc., et cela principalement chez les aliénés. — Peu de temps après lui, Crichton-Browne (2) attirait également l'attention sur les mêmes phénomènes dyspnéiques.

Citons, en dernier lieu, l'observation de Byorström (d'Upsal), observation prise sur lui-même, où il signale l'influence de l'alcool, des boissons chaudes, du thé, etc., sur la production de l'éruption. Celle-ci n'apparaissait qu'après l'ingestion de ces substances (3).

(1) In Allgemeine Zeitschrift fur psych., cité par Tribune médicale, 1873, p. 105.
(2) The Practionner du mois de juin 1873.
(3) Schmidt's Jahrbucher der Gesammeten med., 1875, voir Journal de thérapeutique, de Gubler, 1876, p. 31.

Pendant le cours de ces dernières années, il semble que l'attention ait été moins attirée sur les éruptions que provoque l'hydrate de chloral. M. le professeur Vulpian fit, en 1874, deux leçons remarquables sur les applications thérapeutiques de ce médicament, et sur les divers accidents auxquels il peut donner lieu. Mais son but fut surtout de bien faire ressortir les dangers auxquels exposent les injections intra-veineuses, ainsi que les troubles pulmonaires et cardiaques qui accompagnent l'administration du chloral.

La question semblait donc être un peu tombée dans l'oubli, lorsque tout récemment M. Mayor, interne des hôpitaux, est venu attirer de nouveau l'attention sur elle, par une communication très-intéressante faite à la Société clinique de Paris (1). Nous aurons à puiser largement à ce mémoire intéressant.

OBSERVATIONS

Suivant l'exemple du Dr Crichton-Browne, nous diviserons les observations que nous avons à publier, en deux groupes.

Le premier groupe comprendra les observations d'érythème chloralique.

Le deuxième groupe comprendra les quelques observations que nous avons trouvées dans les auteurs, sous la dénomination d'urticaire et de purpura chloralique.

(1) France médicale, 1879, nos 3 et 4.

1er groupe.

Obs. I (communiquée par M. Mayor à la Société clinique, voir France médicale, no 3, 8 janvier 1879).

Paulin (Eugène), entré dans le service de M Vulpian, à la Pitié, en 1873, est atteint très-probablement de myélite transverse ; mais il présente des accidents assez singuliers ; ce sont de véritables crises tétaniformes, avec opisthotonos, emprosthotonos et trismus. Ces attaques, auxquelles il est encore sujet, maintenant qu'il est dans une période de mieux être, étaient extrêmement fréquentes en 1871. On lui administrait alors du chloral en potion, et l'on ne cessait que lorsqu'on avait obtenu la convalescence. Il absorbait ainsi jusqu'à 14 grammes de chloral dans les vingt-quatre heures, et pendant les jours qui suivaient, on était souvent forcé de continuer l'administration de ce médicament à dose un peu moindre, car le malade présentait encore quelques secousses convulsives ou un peu de contracture. C'est dans ces conditions qu'apparurent les éruptions. A la date du 16 juin, nous trouvons consignés dans l'observation les faits suivants : Depuis le commencement de mai, le malade a constaté, sur son visage et sur ses mains, l'apparition de petites taches rouges, disparaissant au bout d'une demi-heure. Depuis le 10 mai, chaque soir, vers cinq heures, il est pris de picotements sur le visage, la face dorsale de la main, les poignets, les genoux, et la région sternale, puis on voit apparaître en ces points des taches rouges, framboisées, présentant de fines élevures grosses comme de petits grains de mil. Ces taches disparaissaient vers huit heures du soir, mais le lendemain on en trouve encore des traces sous forme d'un léger érythème accompagné de démangeaisons. Pendant l'éruption, le malade est oppressé, les battements du cœur sont très-rapides.

Le 15 juin, au soir, après avoir pris son quatrième gramme de chloral, le malade a été pris d'accès de toux violents. Les crachats ont présenté quelques filets de sang, puis il a vomi.

Le 16, au matin, mêmes crachats.

Le 17 juin, deux éruptions très-fortes avec céphalalgie, oppression, nausées, puis sommeil. A cinq heures du soir, nouvelle éruption, même considérable, consistant en quelques taches très-larges au niveau des genoux, des jambes et des pieds, en une plaque au bras droit, et quelques-unes sur la partie droite de la face. En même temps, oppression considérable et accélération du pouls (100 pulsations par minute).

On cesse alors ne donner du chloral. Malgré cela, les éruptions continuent avec la dyspnée qui les accompagne, jusqu'au, 20 juin. Ce soir là, il y a eu un peu de dyspnée à huit heures du soir, bientôt suivie de l'apparition d'une seule tache au niveau du poignet droit.

Le 21 juin, éruption plus considérable à la même heure. Pendant les trois dernières semaines, épistaxis journalières peu abondantes.

Au milieu de juillet, on fut obligé, à cause d'une attaque tétaniforme de reprendre l'emploi du chloral. Aussi, dès le second jour, les mêmes phénomènes cutanés et respiratoires se montraient.

Chose importante à noter, cet homme, qui était sujet à des sueurs occupant exclusivement le côté gauche du corps, présentait des phénomènes éruptifs des deux côtés également.

L'observation qui va suivre, et que nous avons recueillie, pour ce qui a trait aux troubles cutanés, dans le service de M. Vulpian, se rapproche, sous beaucoup de rapports de l'observation précédente (1).

Observation II.

C. (Louis), âgé de 28 ans, doreur sur métaux, est couché au n° 7 de la salle Saint-Jean-de-Dieu, à la Charité, service de M. Vulpian.

Il est atteint de pachyméningite cervicale hypertrophique, avec atrophie musculaire consécutive, contracture des mains avec flexion des

(1) Cette observation est rapportée dans la Clinique de la Charité de M. Vulpian, par M. Raymond, p. 797. Les troubles cutanés consécutifs au chloral n'y sont pas mentionnés. C'est grâce à l'obligeance de M. Vulpian que nous avons pu les recueillir.

doigts, paralysie ayant débuté par les bras, et ayant gagné ensuite les membres inférieurs. Ce malade a éprouvé autrefois des secousses, des soubresauts dans les membres supérieurs, de la douleur le long de la colonne vertébrale. En outre, contractions fibrillaires dans différents muscles, deltoïde, biceps, grand pectoral, etc.

Nous trouvons consignés à la date du 15 mai 1877, les détails suivants :

Depuis quelques jours, à la visite du soir, on remarque sur les mains, les avant-bras, principalement, à gauche, des plaques de rougeurs diffuses, d'ailleurs non douloureuses. Quelques-unes de ces plaques se montrent également sur la pommette de la joue gauche. La teinte rouge persiste quelquefois plus de deux heures. Pendant toute la durée de l'existence des plaques, la température de la peau, dans les régions envahies, est un peu augmentée. On a constaté aussi, pendant que dure cette sorte de crise, un peu de dilatation de la pupille droite.

1er juin. Même état; lorsque l'on trace une raie sur la peau des mains ou des avant-bras, avec l'extrémité d'une allumette, ou bien, lorsqu'on pince le malade très-légèrement, on voit apparaître très-rapidement surtout à droite, une rougeur très-marquée, avec tuméfaction du derme. On dirait de petites plaques d'urticaire.

Dans l'observation, il n'est pas dit qu'à ce moment le malade prit du chloral.

Evacué sur un autre service le 10 août 1877, il rentre quelque temps après à la salle Saint-Jean-de-Dieu.

Actuellement (15 mai 1879) il est toujours dans l'état de contracture signalé plus haut : douleurs le long de la colonne vertébrale. Il a eu pendant très-longtemps des sueurs se manifestant exclusivement du côté gauche : puis vers le mois de février dernier, les sueurs occupèrent alors exclusivement le côté droit. Actuellement, elles ne se montrent plus sous la forme hémiplégique, et occupent également les deux côtés.

Il prend depuis longtemps et régulièrement tous les soirs 3 grammes de chloral. Depuis qu'il est soumis à l'absorption de ce médicament, il a remarqué sur sa poitrine, sur ses bras, sur ses jambes des rougeurs plus ou moins étendues. Ces rougeurs apparaissent après ses repas et disparaissent rapidement.

Nous l'observons le mercredi 14 mai au soir, pendant son repas, et nous le trouvons dans l'état suivant :

Sa figure devient rouge, puis, à un moment donné, bouffées de chaleur à la tête, et la face devient littéralement cramoisie. Sur le devant de la poitrine, et au-dessus des clavicules, apparition de quelques plaques plus ou moins étendues, plus confluentes à gauche, finissant par se réunir, et constituer une rougeur uniforme.

En même temps, quelques plaques aux coudes, aux genoux, surtout à la face interne, au cou-de-pieds, à la face interne du gros orteil et à la plante des pieds.

La couleur de ces taches est lie de vin. Pas d'élevures à la peau, pas de démangeaisons.

15 mai. Le malade a pris hier soir, à 8 heures, 3 grammes de chloral. Comme d'habitude, il a éprouvé un sentiment de chaleur à la face, des sueurs très-abondantes, localisées au front; sentiment de défaillance.

A la visite du matin, nulle trace d'éruption.

11 heures 1|2. Le malade, après son déjeuner, prend du café au rhum. Déjà pendant le repas, rougeur de la face plus accentuée à gauche, avec bouffées de chaleur ; mais dix minutes après l'ingestion du café au rhum, rougeur beaucoup plus intense de la face. Sur le cou et la poitrine, apparaissent quelques plaques très-nettes, larges comme une pièce de 1 franc, un peu allongées, sans élevures à la peau, sans démangeaison, sans bourrelet à la circonférence, disparaissant sous la pression du doigt : çà et là, quelques plaques disposées sous forme de traînées. Un peu au-dessus du mamelon droit, plaque rouge très-nette, large comme une pièce de 2 francs. Larges plaques au niveau des deux épaules.

Rien sur les bras. Tache large comme une pièce de deux francs au niveau de l'extrémité inférieure du deuxième métacarpien. Rougeur intense, uniforme, à la face palmaire des deux mains.

Rien sur les cuisses. Rien dans le dos.

Sur les deux genoux apparaissent successivement plusieurs taches, qui finissent par se réunir, et constituer une seule plaque d'un rouge cerise, large comme une pièce de cinq francs, tendant à envahir de préférence la face interne des genoux.

Au niveau de l'articulation métatarso-phalangienne du gros orteil gauche, large plaque rouge-cerise, se continuant sur la face interne du pied, et jusqu'à la face plantaire. Pas d'élevures, pas de démangeaisons.

Une heure environ après son repas, le malade se plaint de voir trouble.

Légère dyspnée. Pouls à 100.

Deux heures après tout a disparu.

5 heures du soir. L'éruption a reparu toujours identique après le repas du soir.

Chaque jour, deux éruptions semblables apparaissent après chacun de ses repas, et il est à la portée de tous de pouvoir les contrôler.

Ajoutons que ce malade, qui s'observe bien, présentait des éruptions des deux côtés, même lorsqu'il avait des sueurs n'occupant qu'un côté du corps.

Ce dernier point, signalé également dans la précédente observation est important à noter. Nous aurons à y revenir en détail au chapitre de la Pathogénie.

De l'observation suivante que nous devons à l'obligeance de notre excellent ami M. Mayor, et qui est intéressante à plusieurs points de vue, nous ne publions ici que ce qui a trait aux éruptions provoquées par le chloral.

Obs. III (inédite).

X... âgé de 30 ans, manouvrier, entré le 16 janvier 1879, dans le service de M. le Dr Siredey. à Lariboisière.

Cet homme qui a perdu quelques membres de sa famille de tuberculose pulmonaire, est atteint de pneumothorax du côté gauche, avec tuberculisation au début du poumon droit. Le cœur dévié, parait cependant fonctionner normalement. Les reins fonctionnent bien. L'urine ne contient ni albumine, ni sucre.

Le 22 janvier, on lui donne deux grammes de chloral, en potion. Il en prend chaque jour ainsi jusqu'au 31 janvier. Ce jour là, après son repas du matin, on lui trouve la face très-congestionnée ; de plus il est évidemment atteint d'une exacerbation considérable de la légère dyspnée qu'il présente habituellement. Il prétend, du reste, qu'à la suite du repas, il en est toujours ainsi, depuis le début de sa maladie. Mais cet homme s'observe fort mal, car il ne s'est pas aperçu lui-même, qu'il présentait, outre la rougeur de la face, une éruption très-marquée, et très-étendue, dont voici les caractères : la face offre le masque rouge vif, respectant le menton ; les conjonctives sont un peu injectées; la langue qui est recouverte d'un enduit blanc, est un peu rouge à la pointe Dans la gorge, très-légère rougeur, sans douleur. Sur le front, taches rouges, confluentes, par places. Sur le cou, taches presque partout confluentes ; sur la poitrine, éruption scarlatiniforme, consistant en des taches rouge framboisé, un peu granuleuses, d'étendue variable, depuis celle d'un grain de mil, jusqu'à celle d'une pièce de 20 centimes. Les plaques sont groupées sans régularité. Les groupes sont réunis entre eux, par des taches isolées, disséminées : plaques moins nombreuses sur l'abdomen. Très-peu de chose sur la partie supérieure des cuisses. Aux genoux, sur la rotule, et autour d'elle, se trouvent un certain nombre de petites taches rouge vif, granuleuses, et nettement surélevées : à la face dorsale du pied et du cou-de-pied, petits points rouges.

Dans le dos se trouvent quelques petites taches. De plus, les traces du vésicatoire, pose le jour de l'entrée, et de ventouses placées quelques jours après, sont dessinées par des taches rouge vif, érythémateuses, lisses, non élevées. Aux bras et aux avant-bras, nombreuses petites plaques rouges, non élevées, mais un peu rugueuses, de l'étendue d'une pièce de vingt centimes. Mais, en outre, à la face dorsale de l'avant-bras, immédiatement au-dessus du poignet, ces taches sont un peu saillantes, et au coude une vaste plaque recouvre tout l'olécrâne. Sauf ces deux points, il n'y a pas prédominance de l'éruption du côté de l'extension.

A la plante des pieds, et à la paume des mains, l'épiderme est très-épais: On ne voit pas de rougeur.

Il n'y a aucune démangeaison.

Le cœur bat régulièrement. Il n'est point accéléré. T. A. 37°.8.

On fait remarquer au malade qu'il présente un écoulement uréthral, dont il se croyait guéri depuis un mois. D'après les renseignements qu'il donne, il paraît avoir pris, à cette époque, du copahu. Mais il affirme n'avoir pris en cachette aucune remède, depuis qu'il est à l'hôpital. Pour s'assurer de la cause réelle de l'éruption, on supprime le chloral.

1er février. L'éruption a beaucoup pâli, sauf au niveau des genoux. La rotule est recouverte d'une plaque rouge, interrompue à la jonction du tiers supérieur avec les deux tiers inférieurs de cet os, par une bande transversale incolore de deux à trois millimètres de hauteur. Au-dessus, la plaque rotulienne et périrotulienne se prolonge jusqu'au milieu de la hauteur de la cuisse, en un triangle rosé, un peu granuleux, entouré d'un petit semis de points rouges, sur un surface de 1 à 2 centimètres de largeur.

Le 2. L'éruption a presque disparu. Mais elle reparait cependant un peu après les repas. En dehors de ce moment, on ne trouve plus que quelques taches douteuses sur la poitrine.

Le 4. Pas d'éruption.

Le 5. Pas d'éruption. On redonne 1 gramme de chloral.

Le 6. Chloral : 2 grammes.

Le 7. Le malade n'a pris que la moitié de sa potion. Malgré cela, l'éruption reparaît en partie.

Le 8. Éruption évidente, quoique moins marquée que le 31 janvier. Elle occupe aujourd'hui le front, la face, la poitrine, et un peu la région rotulienne.

Sur ces entrefaites, le malade demande à sortir.

Trois points importants sont à noter dans cette observation : c'est d'abord l'intensité plus grande de l'éruption constatée après le repas : puis les siéges de cette éruption, face, cou, poitrine, coudes, genoux, etc.: en troisième lieu enfin, la récidive survenant après la reprise du chloral, d'abord supprimé.

Obs. (communiquée à la Société clinique par M. Mayor, voir France médicale, 8 janvier 1879, n° 3).

P... (Marie), âgé de 22 ans, est entrée dans le service de M. Bernutz, pour une tumeur abdominale liquide, assez bizarre, qu'une ponction fit reconnaître pour être probablement un kyste de l'ovaire. Cette ponction fut faite le 17 mars, et ce fut alors que l'on prescrivit à la malade qui se plaignait de ne pas dormir, une potion contenant deux grammes de chloral.

Le 7 mai, P... nous dit que depuis trois semaines, elle est prise, à la suite de son repas du soir, de chaleur à la tête et de palpitations avec oppression. Ces phénomènes se montrent ainsi régulièrement jusqu'au 18 juillet, sans être expliqués par un état morbide du cœur et des poumons, ni par le volume du kyste, qui a été ponctionné de nouveau, sans que cela change rien aux accès d'oppression, Mais, ceux-ci, devenant plus intenses et plus prolongés, j'assiste à l'un d'eux le 18 juillet, à cinq heures du soir. La malade qui est dans le decubitus dorsal, est extrêmement oppressée, les battements du cœur sont rapides (100) et forts. Il n'y a pas d'altération des bruits. La malade est tellement angoissée, qu'elle a perdu presque entièrement connaissance. Les yeux sont à demi fermés ; il est impossible d'obtenir la moindre réponse, même par signes, elle ne paraît pas entendre. La respiration est difficile, semblable à celle de certains emphysémateux pendant leurs accès de dyspnée.

L'auscultation de la poitrine n'y démontre rien d'anormal, mais un masque rose vif s'étend sur toute la figure. Sur les bras, les avant-bras, les parties supérieures de la poitrine, les parties antérieures des genoux, et du cou-de-pied, se voient des taches rose vif, irrégulièrement arrondies, légèrement rugueuses à leur surface, ne faisant pas grande sallie au-dessus de la peau saine, mais présentant des bords très-tranchés et parfois un peu sinueux. — La potion au chloral est immédiatement supprimée.

Le lendemain, 19 juillet, les parties occupées par le rash sont le siége d'une légère desquamation furfuracée, plus marquée par places.

23 juillet. Ce soir la malade à essayé de manger un peu, ce qu'elle ne faisait plus que le matin depuis son accès du 18. Le repas a rappelé, comme d'habitudes les phénomènes que je viens de décrire, et qui ne s'étaient pas montrés ces jour derniers.

Le 2 août, cette malade nous quitte sans avoir pu se décider à manger le soir depuis le 23 juillet. L'éruption n'a pas reparu, non plus que les phénomenes génants qui l'accompagnaient.

Trois points, à notre sens, nous paraissent importants à noter dans cette observation : c'est d'abord la coïncidence de l'éruption avec la période de digestion ; puis les accès de dyspnée, les palpitations ; enfin l'absence de phénomènes d'auscultation pendant l'accès de dyspnée.

Obs. V (communiquée à la Société clinique par M. Mayor, voir France médicale, 8 janvier 1879, n° 3).

X... âgée de 27 ans, atteinte de tuberculose des ganglions bronchiques avec compression de la trachée et des bronches, est entrée au commencement de janvier 1878 dans le service de M. Le Dentu, à l'hôpital Saint-Antoine.

Le 10 février, la malade qui prenait depuis dix jours une potion contenant 2 grammes de chloral, se plaint d'éprouver, aussitôt après ses repas, une sensation de chaleur à la face, avec une recrudescence de sa dyspnée habituelle. De plus, hier, elle a vu pour la première fois, des plaques rouges sur le dos de ses avant-bras. Ces plaques étaient le siége d'une démangeaison assez vive. Cependant, le matin, il n'y a pas de desquamation en ce point. On supprime le chloral.

Le 11. Hier, après son déjeuner, éruption semblable à celle d'avant-hier.

Le 12. Chaleur à la face, mais pas de taches.

Le 15. Presque plus de sensation de chaleur. Cette malade quitte le service pour aller au Vésinet.

Nous retrouvons dans cette observation les mêmes phénomènes que dans la précédente, mais très-atténués. Celle qui va suivre va nous les montrer poussés à un haut degré, surtout en ce qui concerne les palpitations.

Obs. VI (communiquée à la Société clinique par M. Mayor, voir France médicale, 8 janvier 1870, n° 3).

L... (Fanny), âgée de 44 ans, a été opérée d'un épithélioma du sein droit, le 13 février, par M. Le Dentu.

Pendant quinze jours qui ont suivi l'opération elle n'a pas pris de chloral. Malgré cela elle avait, dit-elle, un peu le sang à la tête après ses repas.

Le 11 mars au soir, elle prend 1 gramme d'hydrate de chloral. Dès le lendemain, après son déjeuner, apparaissent quelques petits points rouges sur le dos de la main droite. Le soir de ce jour (12 mars) elle prend 2 grammes de chloral.

Le 13. Chaleur à la tête, mais pas encore de dyspnée. Après la rougeur de la figure apparaît de la rougeur sur toute la moitié inférieure de l'avant-bras droit et le dos de la main. Le soir 2 grammes de chloral.

Le 14. Après son repas de midi, qui est pour elle le principal repas, elle a eu la sensation de chaleur à la face, la rougeur de la figure, puis celle des avant-bras, avec prédominance à droite et sans démangeaisons. Mais ressentant de légères démangeaisons aux pieds, elle s'aperçut que ceux-ci présentaient sur le dos de petits points rouges.

A ce moment elle est prise de malaise indéfinissable, d'un peu de dyspnée, avec sensation de boule œsophagienne. Elle ne fait pas de mouvements, ne crie pas, ne perd pas connaissance, mais elle se met à pleurer pendant une demi-heure. Cette femme n'avait dans ses antécédents *aucun* signe d'hystérie. Ce soir là, elle ne prend pas de chloral; aussi le lendemain il n'y a que de la rougeur de la face. Mais comme elle recommence dès le surlendemain à en prendre 1 ou 2 grammes chaque soir, les phénomènes gênants réapparaissent, et le 19 mars à midi, c'est-à-dire une demi-heure après son repas, je peux constater les faits suivants : le visage est uniformément rouge, sauf le menton, au-dessus duquel la rougeur se termine par un bord légèrement surélevé. Partout ailleurs il n'y a pas de bord net. Sur le dos de la main, peau lisse, mais rose vif. Cependant cette coloration n'est pas absolument uniforme. A trois travers de doigt au-dessus du poignet, la rougeur s'arrête par un bord sinueux, et dont la couleur ne tranche pas très-vivement avec la peau saine ; car les teintes vont en se dégradant à mesure que l'on s'éloigne du poignet. La rougeur monte moins haut à gauche, où elle est apparue moins rapidement. A la paume des mains la rougeur est moins vive, et ne remonte pas au-dessus du poignet. Légère teinte rose de la partie supérieure de la poitrine, et rougeur très vive, sans altération de la surface de la peau, au niveau des deux genoux du côté de l'extension. En ces points, les plaques érythémateuses sont plus grandes que la main; leurs bords ne sont pas bien marqués.

Dès le début de l'éruption, il y a eû chaleur à la tête et palpitations. Les battements, accélérés, étaient assez violents pour soulever la chemise et le drap. Au moment où je pus examiner la malade, ils étaient moins violents, mais encore très-fréquents (140). Il n'y avait pas d'altération dans le timbre des bruits du cœur, et pas de bruits anormaux. La dyspnée était à peine marquée.

Le chloral est définitivement supprimé.

20 mars. Rougeur de la face, un peu de palpitations. Quelques petites taches rouges sur le dos de la main.

Le 21. Un peu de rougeur de la face. Pas d'autres phénomènes.

A cette observation fort intéressante, M. Mayor ajoute les judicieuses remarques qui suivent :

« Nous n'avons, dit-il, à faire observer, pour ce qui a trait à cette malade, que ce fait : c'est que l'éruption a constamment présenté une prédominance marquée à droite, pour ce qui est du bras, du moins. Suivant la malade, cependant, elle avait toujours les deux mains un peu moites, et également molles. Faut-il attribuer alors cette prédominance à quelque lésion nerveuse légère, produite par ce fait que l'on avait dû aller fort loin dans le creux axillaire chercher un ganglion dégénéré? Nous ferons observer, alors, que nous ne comprenons pas pourquoi l'éruption ne s'est pas montrée dans la région interne du bras, dont la sensibilité était fort diminuée, dans le département qui dépend de l'accessoire. Partout ailleurs il n'y avait aucun trouble de sensibilité. »

Obs. VII (communiquée à la Société clinique par M. Mayor, voir France médicale, 11 janvier 1879, n° 4).

L... (Fernelly), est atteinte d'abcès de la glande vulvo-vaginale, et de kyste pileux du petit bassin ouvert dans la vessie. Cette malade est entrée le 18 février 1878 dans le service de M. Le Dentu.

Le 30 mars, on lui prescrit une potion contenant 2 grammes de chloral. Moins de huit jours après, et bien qu'elle n'eût pas, comme elle nous l'avoue, pris chaque jour toute sa potion, elle est prise après ses repas de chaleur à la figure et de quelques palpitations. Ces phénomènes s'accentuent graduellement ; et déjà le 10 avril elle présente les battements de cœur, l'oppression, la rougeur de la face, et l'éruption de la face dorsale des poignets et de la face antérieure des genoux. Mais en même temps il y a quelques troubles gastriques. Aussi, le 22 avril, prescrit-on le chloral en lavement. On en administre 3 grammes. Le 13, on en donne 4 grammes. Le 14, 5 grammes. Ce jour là, en étudiant l'éruption, on lui trouve les caractères suivants. Aussitôt après ses repas, la malade est prise d'une sensation de faiblesse, d'étourdissement : e sang lui monte à la tête, et en même temps elle éprouve des palpitations violentes avec dyspnée. La face est presque entièrement rouge, et la peau lisse. Il en est de même sur le cou et la partie supérieure de la poitrine. La couleur est également rose vif, et sans élèvement de la peau, sur la face palmaire des doigts et de la main, et à la plante des pieds. Mais on voit en même temps apparaître des taches rouges, à bords sinueux, et avec état chagriné de la peau, à la face dorsale des poignets, aux coudes, au niveau de l'olécrâne, sur la face dorsale du pied et du cou-de-pied, aux genoux au niveau de la rotule. Il n'y a pas la moindre démangeaison.

Les pupilles nous ont semblé un peu petites pendant la crise. En tout cas, elles n'étaient point dilatées. L'auscultation du poumon ne révélait rien d'anormal. On fut obligé, à cause des douleurs excessives qu'éprouvait cette malade au niveau de l'hypogastre, de continuer les lavements de chloral, à la dose de 5 grammes par jour.

Mais le 22 avril survint un incident nouveau. Elle offrit les symptômes d'un degré d'intoxication beaucoup plus avancé : peau froide, çà et là régions hyperesthésiées (tronc, dos surtout), pâleur considérable de la face, abattement et faiblesse extrême, tendance à la syncope, sensation de mort imminente, dyspnée considérable qui n'est justifiée par aucun symptôme thoracique. Aussi abandonna-t-on le chloral pour quelques jours : puis on le reprit de temps en temps, sans que cela ait provoqué d'accidents sérieux.

A cette observation, M. Mayor ajoute : « Chez cette malade nous pouvons voir que, quelle que soit la voie d'absorption du chloral, il donne lieu aux mêmes phénomènes ; il ne s'agit donc pas là de troubles cardiaques, dus à l'action directe et irritante du chloral sur l'estomac, et à la dyspepsie qui en résulte. »

Obs. VIII (Bérenguier, thèse de Paris, 1874).

La nommée Jouin (Jeanne), âgée de 20 ans, entre à la Pitié, dans le service de M. le professeur Lasègue, le 12 mars 1874.

Cette jeune femme est atteinte d'un tremblement à peu près incessant, sans aucune fixité, et pouvant être à la rigueur rattaché à un état hystérique. Les bras, les jambes, l'épaule, la hanche sont successivement agités d'un trémulus, d'un mouvement oscillatoire qui paraît au premier abord simulé. L'agitation ne cesse en un point que pour reparaître.

Le 16 mai, la malade prend 2 grammes de chloral, et le lendemains la dose est portée à 3 grammes. Dans l'après-midi on voit apparaître sur la figure, sur les avant-bras et sur les membres inférieurs, surtout à la face interne, une éruption caractérisée par des plaques très-larges, irrégulièrement arrondies, d'une teinte assez vive, sans élevure appréciable, ne déterminant aucune démangeaison, aucun picotement, aucune gêne pour la malade.

Après une heure, l'éruption disparait comme par enchantement, ne laissant après elle aucune marque de son passage. Le lendemain, la malade absorbe 4 grammes de chloral : l'érythème reparaît à la même heure, sur les mêmes régions, et avec les mêmes caractères que la veille. Cette fois cependant la rougeur est plus vive, et les plaques persistent pendant sept ou huit heures, mais sans douleurs, sans démangeaison, sans la moindre réaction fébrile. Le lendemain, l'administration du médicament ne peut être continuée devant la résistance invincible de la malade, dont le caractère est d'ailleurs absolument fantasque.

Nous voyons là l'éruption apparaître après la deuxième dose de chloral : c'est un fait assez rare. C'est en général quelques jours après le commencement de la médication par le chloral qu'on la voit se manifester.

Nous citons, en la résumant, l'observation suivante empruntée à la thèse du Dr Gontier, observation intéressante à plus d'un titre.

Obs. IX (Gontier, thèse de Paris, 1874. — Tétanos traumatique).

B. P..., 12 ans et demi. Entré le 18 août 1874, salle Saint-Côme, service de M. de Saint-Germain, aux Enfants-Malades.

Ecrasement de la phalangette de l'index droit. Sphacèle de toute la phalangette, au bout de 24 heures. Le cinquième jour, séparation entre le mort et le vif, au niveau de l'articulation. Pansement par occlusion, laissé cinq jours en place.

Second pansement semblable. Deux jours après, le treizième depuis l'accident, tétanos.

25 août. — Raideur du cou. Mastication pénible.

T. 38° 6. Pouls 84. On donne 4 grammes de chloral.

Le 26. — Trismus, opisthotonos. 8 grammes de chloral.

Le 27. — 12 grammes de chloral.

Le 28. — 14 grammes de chloral.

Le 29. — Eruption cutanée confluente, généralisée. Larmoiement. Véritables macules rubéoliques. Sueurs très-abondantes. On donne 14 grammes de chloral.

Le 30. — Même état l'éruption est toujours très-accusée. Les macules sur les membres sont réunies en corymbes : la rougeur est diffuse sur le tronc et la face. On donne 14 grammes de chloral.

1er septembre. — Les macules sont réunies, de sorte que la peau présente une rougeur diffuse sans pointillé. On donne 10 grammes de chloral.

Le 2. — L'éruption a presque complétement disparu. On continue le chloral à la dose de 8 grammes.

Amélioration.

Le 4. — L'éruption a disparu.

Le 5 et 6 le malade prend 10 et 14 grammes de chloral.

Le 7. — Eruption semblable à la première. Macules aussi nombreuses et aussi foncées.

Le 10. — Amélioration. Eruption éteinte.

Le 25. — L'enfant sort guéri. L'éruption n'a pas amené de desquamation.

Deux points doivent être notés dans cette observation : 1° la récidive de l'éruption ; 2° le larmoiement qui aurait pu faire croire à une rougeole. De plus la desquamation a fait défaut : mais le fait seul de la récidive tranche la question en faveur de l'éruption chloralique.

Nous résumons l'observation suivante de Rudolfe Arnt, que nous trouvons dans la thèse du Dr Berenguier (1874).

Observation X.

J. C..., 53 ans, atteint d'une paralysie générale progressive, se trouve depuis le 10 octobre 1870 dans l'établissement d'aliénés de Greifswald. A certains moments excitations, agitation extrême.

Le 21 juin, on lui donne du chloral, qui provoque le sommeil. Depuis chaque soir on en fait prendre au malade 2, 3, 4 et 5 grammes.

Environ huit jours après, un exanthème se déclara chez J. C.... L'éruption apparut d'abord sur les mains, puis sur les parties inférieures des bras, à la gorge et sur le visage; elle se manifesta ensuite sur les parties nues du corps, puis sur les pieds, au bas des cuisses, et envahit enfin tout le corps. Au commencement, des papules de la grosseur d'une lentille, puis d'une fève, apparurent sur la peau rougie et légèrement gonflée : à certains endroits elles se réunirent et formèrent de véritables plaques. C'était la forme grossière de l'érythème à papules. On ne constata pas de fièvre ; le pouls n'était pas précipité, la température n'était pas élevée au toucher.

Le 5 juillet. Le malade est pris de catarrhe gastro-duodénal avec ictère léger ; on supprime le chloral.

Le catarrhe stomachal et l'ictère disparurent rapidement. Après la suspension du chloral, l'érythème se dégonfla, il y eut une légère desquamation furfuracée.

Vers le milieu du mois d'août, c'est-à-dire un mois après, nouveau délire, on redonne le chloral.

Le 18 août, L'ÉRYTHÈME papuleux reparut avec les mêmes caractères, que la première fois.

Le malade, très-affaibli, succombe le 26 août. L'autopsie ne put être faite.

Nous n'avons pas, pour notre part, observé cet érythème papuleux, tel que l'a décrit Arnt dans son observation. Cependant la récidive de l'éruption, après reprise du chloral, prouve bien qu'elle était due à ce médicament.

IIe Groupe.

Nous citons l'observation suivante, non-seulement à cause de la récidive qui y est signalée, après une deuxième administration du chloral, mais aussi à cause des accidents curieux qui précédèrent et accompagnèrent l'éruption :

Obs. XI (J. Chapmann, cité par le Dr Delvaille dans la Gazette méd. de Paris, 1871, p. 497). - Urticaire.

Femme de 24 ans, se plaignant, depuis cinq semaines, d'une grande débilité et d'une violente céphalalgie : des rêves terribles l'empêchaient de dormir. Elle se réveillait souvent en criant. M. J. Chapmann, prescrivit une potion contenant 6 grammes de chloral.

Pendant quinze jours, sommeil chaque nuit de quelques heures. Le seizième jour la malade se plaignit de brûlure à la gorge, de gonflement de la parotide et des glandes sous maxillaires : sa figure devint bouffie et rouge, comme du reste les épaules et la poitrine, qui présentaient l'apparence d'une scarlatine ou d'un léger érysipèle. Le chloral fut immédiatement supprimé et on administre de l'huile de ricin... La malade alla bien deux jours. On voulut alors essayer de nouveau du chloral, mais les mêmes accidents se représentèrent. L'urticaire devint générale de la tête aux pieds, s'accompagnant d'une cuisante douleur dans les deux yeux qui sécrétaient un liquide à demi-opaque.

Cette observation manque de détails : il n'est pas dit comment se termina l'éruption. Mais il nous semble difficile d'admettre une simple coïncidence d'un érysipèle ou d'une scarlatine, avec cette récidive de l'éruption survenant après une deuxième administration du chloral.

Obs. XII (Crichton Browne, traduction par Gauchet dans Bulletin de thérapeutique, 1871). — Urticaire.

Dans la matinée du 20 novembre 1870 on s'aperçoit que la nommée E. R..., âgée de 30 ans, couchée, salle no 32, de l'Asile, présentait, environ une heure après avoir pris une dose de chloral, une coloration vive du visage, et sur toute la surface du corps, une rougeur inflammatoire diffuse, ressemblant si exactement à une éruption scarlatineuse qu'on croit prudent de l'isoler à l'hôpital pour les maladies contagieuses. Là, des symptômes plus caractéristiques ne tardèrent pas à se développer. De nombreuses élevures, pâles, allongées, se montrèrent spontanément sur les jambes, les épaules et vers la région moyenne du tronc, tandis qu'il s'en produisait de semblables également sur d'autres parties du corps, par l'action de se gratter. En même temps la malade accusait des douleurs cuisantes et pongitives, un sentiment de tension et de dureté dans toute la surface du corps, une respiration sifflante, des douleurs vives dans les yeux, de la céphalalgie et de la lassitude. Au bout de cinq heures tout avait disparu.

Obs. XIII (Winter Fischer, traduction par Gauchet dans Bulletin de thérapeutique, 1871.). — Urticaire.

En juin dernier, dit Fischer, j'eus l'occasion d'administrer à une malade, femme robuste, d'âge moyen, une potion avec 25 grains de chloral. Après avoir pris cette potion, la malade fut prise d'urticaire. Je m'enquis avec soin si elle avait usé de quelque aliment connu pour provoquer cette affection, farine d'avoine, coquillages, etc. ; elle m'assura que non. Je suspendis l'usage du chloral, sans me croire en droit, en ce moment, de lui attribuer la production de l'éruption. Mais 26 jours après, en ayant fait prendre une dose de 10 grains, je vis en très-peu de temps, les mêmes effets se manifester de nouveau.

Obs. XIV (Crichton Browne, traduction par Gauchet dans Bulletin de thérapeutique). — Purpura.

Mme A..., femme âgée de 69 ans, sujette à des attaques de manie s'accompagnant de convulsions et de coma, entra à l'infirmerie le 1er mars 1870, et fut mise à l'usage du chloral. Le médicament amena le sommeil et de l'anesthésie cutanée, mais de plus, le 4 mars un résultat très-inattendu sous la forme d'une rougeur vive ayant l'aspect de l'érythème, mais persistant sous la pression du doigt, et répandu sur la poitrine et les épaules. Cette rougeur, le 6 mars, avait gagné toute l'étendue du tronc et des membres, et s'était marbrée de plaques livides, et de taches d'un rouge foncé. Les lèvres et la muqueuse buccale étaient devenues en même temps rouges, d'un ton de chair crue, les gencives spongieuses, la langue excoriée superficiellement par places. L'haleine était fétide, le pouls à 120, faible et dépressible, et l'état général d'une grande débilité avec excitation et délire. Le 9, il n'était survenu aucun changement, si ce n'est que les ulcérations de la bouche étaient plus étendues. Mais le 11 on put constater la diminution de l'éruption pétéchiale sur le ventre et le tronc, où elle n'avait jamais eu autant d'intensité que sur les bras et les jambes, et où l'on pouvait maintenant apercevoir des intervalles de peau jaunâtres et même blancs. Les bras étaient rouges, mouchetés de lames épidermiques blanchâtres, en parties détachées, et les lèvres encroûtées de sang desséché. Le 15, une sorte de desquamation générale avait commencé, l'épiderme présentant par places des soulèvements de forme arrondie, avec épaississement, semblables à des ampoules de vésicatoire, où le sérum aurait été résorbé, et sous lesquels le derme était de couleur pourpre foncée, ou jaune en quelques endroits. Il se forma ensuite une large excoriation à la région sacrée. La malade toutefois entra en convalescence, et guérit assez vite. M. Pridgin Teale, qui eut l'occasion de voir la maladie à sa période d'état, diagnostiqua un purpura, sans y avoir été provoqué par aucune insinuation.

Obs. XV (Crichton Browne, traduction par Gauchet in Bulletin de thérapeutique, 1871). — Purpura.

Il s'agit d'une femme de 46 ans, atteinte d'une affection du cœur, d'hémiplégie gauche, et de démence avec exaltation. Le 24 février 1871, M. Crichton-Browne lui prescrivit comme calmant, 15 grains de chloral, trois fois par jour, et jusqu'au 15 mars, les effets en furent avantageux. Mais à cétte date, on s'aperçut de la présence, autour de l'épaule gauche de nombreuses taches de couleur pourpre qui, le lendemain, s'étaient étendues, et venaient se réunir à d'autres semblables, dont s'étaient couverts les avant-bras et les épaules.

Le 17. Plusieurs plaques livides avaient envahi la face; et en même temps le bras gauche devenu tuméfié, dur, luisant, laissait voir sur sa surface rougie, une quantité considérable de petits points ou de stigmates d'une teinte beaucoup plus foncée, et que la pression ne faisait pas disparaître. Le lendemain, apparition de taches pourprées foncées, et de décolorations ecchymotiques, les unes petites, arrondies, circonscrites, les autres larges, et de forme régulière, sur les jambes, l'abdomen et le dos, où elles se montraient restreintes à une sorte de bande de deux pouces de large, s'étendant de chaque côté de la colonne vertébrale. En même temps, prostration profonde, somnolence, faiblesse du pouls, rougeur des lèvres, qui étaient complètement dénudées de leur épithélium, langue crevassée et couverte d'un enduit épais.

Le 19. Les taches, les ecchymoses avaient gagné dans tous les sens, en perdant de la vivacité de leur teinte, pour en prendre une plus sombre. Affaiblissement, syncopes successives. Mort le 22 mars.

Nous ne ferons suivre les observations de ce second groupe, d'aucun commentaire. Nous avons déjà laissé pressentir notre avis sur leur valeur. Nous y reviendrons plus longuement dans la symptomatologie.

A toutes les observations que nous venons de rapporter, nous pourrions en ajouter beaucoup d'autres : mais elles n'offriraient au clinicien qu'un médiocre intérêt. Nous n'avons cru devoir publier que les plus importantes, celles où nous pourrions puiser les renseignements les plus précis pour tracer l'histoire de ces éruptions.

Nous n'ajouterons qu'un mot : dans presque toutes nos observations, on retrouvera un détail important : c'est la récidive de l'éruption, après la reprise du chloral d'abord supprimé. Cette raison péremptoire est la preuve indéniable que ces accidents sont bien dus au chloral, et que nous avons là des troubles, qui sont sous la seule dépendance de ce médicament. Cela nous dispense, croyons-nous, d'entrer dans d'autres détails.

SYMPTOMES

M. le professeur Gubler, d'abord dans une leçon faite en 1873, puis dans divers mémoires ultérieurs, a groupé sous deux chefs les accidents divers auxquels donnait lieu l'intoxication chloralique, et il a décrit le chloralisme aigu et le chloralisme chronique.

Dans le chloralisme aigu, le seul d'ailleurs dont nous voulions nous occuper ici, n'ayant pas observé le chloralisme chronique, M. Gubler décrit deux formes : 1° la forme légère; 2° la forme grave qui est quelquefois mortelle.

C'est dans la forme légère qu'il fait rentrer les éruptions diverses qu'on a observées : érythème, rash scarlatiniforme, urticaire, purpura, etc.

Pour nous, d'après les quelques observations d'urticaire et de purpura que nous avons lues, et que l'on peut rattacher à l'administration du chloral, il nous a paru, que ces deux formes d'éruptions s'accompagnaient en même temps de phénomènes d'intoxication sérieuse, et nou n'hésitons pas à les faire rentrer dans la forme grave du chloralisme aigu.

Nous devons dire que nous n'avons pas, pour notre part, observé ces éruptions graves: nous ne ferons donc que les mentionner. Nous n'avons vu que des éruptions érythémateuses. C'est donc sur l'érythème chloralique, sur le rash scarlatiniforme chloralique, comme l'ont appelé les auteurs anglais, que nous insisterons.

Cela dit, nous allons essayer de donner une description aussi complète que possible des accidents que nous avons observés. Nous n'insisterons pas sur les traits principaux de l'empoisonnement par le chloral, que l'on retrouve dans beaucoup de nos observations : vertiges, vomissements, hébétude, titubation, quelquefois coma, accélération d'abord, puis ralentissement des mouvements du cœur, etc.; nous appuierons principalement sur ce qui a trait à l'éruption.

Nous mentionnerons spécialement la marche régulière des accidents, le moment de leur apparition, la dyspnée, et les palpitations qui les accompagnent. Nous décrirons les caractères objectifs de l'éruption, sa forme, sa marche, sa durée, ses siéges de prédilection, etc....

On est frappé, en lisant les observations que nous avons rapportées, de la marche régulière que présentent ces accidents, dans leur manifestation. On voit les phénomènes apparaître, pour ainsi dire, dans un ordre déterminé (Mayor). Chez tous les malades, les choses se passent à peu près de même. C'est d'abord la rougeur de la face qui survient après le repas, et s'accompagne de bouffées de chaleur, d'un sentiment de prostration générale et d'assoupissement. Ces effets sont surtout marqués si le malade a pris du vin, ou une boisson alcoolique quelconque. Nous aurons d'ailleurs à revenir sur cette particularité intéressante. Puis surviennent les phénomènes dyspnéïques, les palpitations et les troubles cutanés tendent à se généraliser, en occupant divers lieux d'élections que nous signaleront plus loin.

Telle est, à peu près chez tous les malades, l'enchaînement des différents phénomènes. Revenons maintenant sur chacun d'eux en particulier.

Comme nous l'avons dit, l'influence des repas et de l'ingestion des alcooliques sur la production des symptômes éruptifs est remarquable. On pourrait dire que c'est là un trait caractéristique de cette éruption. Quant à l'heure à laquelle est prise la potion, elle semble n'avoir que peu d'influence sur l'apparition des troubles respiratoires et cutanés. Nous avons eu à plusieurs reprises l'occasion d'observer avant, pendant et après leurs repas, des malades soumis au chloral, et présentant le rash chloralique. Or constamment l'éruption était plus intense, plus généralisée après le repas. Nous avons eu encore tout récemment, l'occasion d'observer dans le service de M. le Dr Siredey, à Lariboisière, un fait des plus intéressants, et qui met bien en lumière l'influence sur laquelle nous insistons. Il s'agissait d'une femme présentant les symptômes d'une affections utérine, et à laquelle son médecin faisait prendre du chloral depuis plus d'un mois. Cette malade, depuis assez longtemps, ne prenait pas de vin à ses repas. Quelques jours avant son arrivée à l'hôpital, elle reprit l'usage du vin et, dès ce moment, elle présenta, après ses repas, les principaux symptômes que nous avons signalés, à savoir : rougeur de la face, palpitations, légère dyspnée, tous symptômes qui faisaient défaut, avant que la malade ait repris l'usage du vin. La relation entre les deux ordres de faits, éruption et régime, était si nette, que la malade elle-même, interrogée sur la rougeur de la face qu'elle présentait, répondit sans hésiter : « Je suis comme cela après mes repas, depuis le jour où j'ai recommencé à boire du vin. »

Si on supprime le chloral, l'éruption peut quelquefois reparaître pendant un certain nombre de jours, après les repas. Plusieurs de nos observations en contiennent des exemples. Si la médication est continuée, on peut voir l'éruption pâlir visiblement, et même disparaître dans l'intervalle des repas, pour reparaître plus accentuée après,

Cette influence, ainsi que celle des boissons alcooliques, sur la production de ces troubles cutanés est donc évidente. Nous nous sommes souvent demandés pourquoi il en était ainsi, quelle était la cause de cette particularité intéressante. Pourquoi tel individu qui prend du chloral n'a-t-il d'éruption qu'après son repas, ou après l'ingestion d'une boisson alcoolique? Nous avouons ne pas bien saisir la cause de cette singulière coïncidence. Nous signalons le fait, sans en pouvoir donner l'explication.

Presque toujours, à ce moment, s'ajoutent à ces symptômes (rougeur de la face, bouffées de chaleur), des palpitations et de la dyspnée, qui quelquefois cependant se montrent avant. Les mouvements du cœur deviennent plus rapides, symptôme qui peut être une source de gêne et d'ennui pour le malade : le pouls peut quelquefois dépasser 100, 120 pulsations. Les battements sont forts, énergiques, au point de soulever parfois violemment la paroi thoracique. Le malade, en outre, est en proie à une dyspnée quelquefois intense : C'est de ce trouble respiratoire surtout que le patient se plaint, c'est exclusivement sur lui qu'il attire l'attention du médecin. C'est qu'en effet ce symptôme est très-pénible, et peut devenir parfois inquiétant. On a vu la dyspnée aller jusqu'à l'orthropnée (Bordier), et procurer au malade des angoisses atroces. Chose remarquable, l'examen attentif du poumon ne révèle aucun phénomène d'auscultation, pas de râles, pas de signes physiques qui puissent rendre compte de cette dyspnée violente.

C'est alors qu'on voit l'éruption, d'abord limitée à la face et au cou, se généraliser et s'étendre sur la poitrine, sur le tronc et les membres. Nous devons insister sur son début, sur ses caractères objectifs, son siége, sa marche, etc.

En général, l'éruption débute au bout d'un temps variable, généralement assez court, rarement très-éloigné. Tantôt elle se montre dès les premières ingestions de chloral, tantôt quelques jours après. Parfois, on peut voir un malade présenter pendant quelques jours seulement des bouffées de chaleur, puis un beau jour apparaît l'éruption. Il est rare de la voir se produire plus de huit à dix jours après le début de la médication chloralique; toutefois on cite quelques observations où elle se montra beaucoup plus tard.

Comment se fait l'éruption? Tantôt avec lenteur, tantôt subitement, tout d'un coup. Tantôt le malade a d'abord la rougeur de la face, puis quelques plaques apparaissent successivement sur le cou, la poitrine, le tronc, les membres; tantôt, au contraire, quoique bien plus rarement, tous ces phénomènes se montrent d'emblée avec une égale intensité sur tous les points.

Dans quelques cas, on a signalé quelques picotements à la peau, une légère démangeaison ; mais le plus souvent l'éruption se fait, évolue sans le moindre trouble de la sensibilité, sans que rien localement ne la fasse présager, sans que le malade même s'en aperçoive, au point qu'il est parfois tout surpris quand on la lu montre.

Si alors on observe attentivement le malade, on voit que non-seulement la face est couleur lie de vin, mais que cette coloration intense s'étend au cou, au tronc, sur le devant de la poitrine, sur les membres, où elle occupe des siéges de prédilection, sur lesquels nous aurons à revenir. La face présente un aspect particulier : elle est uniformément d'une couleur lie de vin, sauf pourtant le menton, qui n'est pas atteint : on voit l'éruption se terminer, sur les côtés du menton, par un bord sinueux quelquefois un peu surélevé. Sur la poitrine et les membres, ce sont le plus souvent des plaques rouges, framboisées, plus ou moins étendues, à bords légèrement sinueux; quelquefois ces plaques sont disposées sous forme de traînées, on voit çà et là des surfaces rosées, dont la teinte va en se dégradant pour se terminer dans un petit piqueté d'un rouge moins foncé. Généralement la peau est lisse, non saillante; d'autre fois, elle a l'aspect légèrement grenu. On observe aussi, dans quelques cas, comme une sorte de léger bourrelet à la circonférence de la plaque. Mais on dirait, si nous pouvons nous exprimer ainsi, que ce bourrelet est plus sensible à la vue qu'au toucher. Il semble que les yeux s'en rendent mieux compte que les doigts. Ce phénomène était très-marqué sur un des malades que nous avons observés, et cela surtout après son repas. On aurait dit de larges plaques d'urticaire, sauf que la plaque était uniformément rouge, et ne présentait pas la coloration blanchâtre de l'urticaire : il n'y avait pas non plus la démangeaison qu'on observe dans cette dernière affection.

Nous avons dit que cette éruption offrait des siéges de prédilection évidents. Si les phénomènes sont plus particulièrement localisés à la face, au cou, sur le devant de la poitrine, ils se montrent aussi volontiers sur d'autres régions. On les remarque surtout au niveau des grandes articulations, épaules, genoux, coudes, sur la face dorsale des mains et du poignet, au niveau de l'articulation tibio-tarsienne, et ils occupent de préférence le côté de l'extension.

Rarement les muqueuses sont atteintes; on a cité cependant de la conjonctivite, de la pharyngite, etc. En outre, il y a peut-être une légère contraction de la pupille, qui, en tout cas, n'est pas dilatée.

Enfin cette éruption se fait sans la moindre réaction fébrile; il y a seulement, comme nous l'avons cité, un sentiment de chaleur à la tête et sur la peau; les artères du cou et de la face battent énergiquement. Mais jamais nous n'avons observé la moindre élévation de la température, comme l'ont signalé plusieurs auteurs étrangers. (Chapmann, Arndt.)

Le plus souvent cette éruption est de très-courte durée; au bout de deux ou trois heures, tout a disparu. On voit l'éruption pâlir, les plaques passer du rouge vif au rouge pâle, puis s'éteindre peu à peu, tantôt sans laisser de trace de leur passage, tantôt en laissant se produire une légère desquamation furfuracée. Rappelons cependant que, le chloral étant suspendu, l'ingestion d'aliments ou de boissons alcooliques peut provoquer de nouveau, pendant quelques jours, des phénomènes passagers d'éruption. Généralement, dans ce cas, au bout de deux ou trois jours tout a disparu.

Tels sont les principaux caractères de l'éruption que nous avons observée. En résumé : éruption à forme érythémateuse, occupant principalement la face, et d'autres siéges de prédilection que nous avons signalés, influence remarquable des repas et des alcooliques sur son apparition. Troubles dyspnéiques et cardiaques concomitants, pas de fièvre, durée très-courte.

Certains auteurs, comme nous l'avons dit, ont mentionné d'autres éruptions, entre autres de l'urticaire et du purpura. Arndt, nous l'avons vu, a recueilli une observation d'érythème papuleux. Nous n'avons, nous le répétons, observé aucun fait semblable, et nous n'avons pas cru devoir faire rentrer les cas de ce genre dans notre description. Nous estimons que ce sont des faits rares, ayant trait à des intoxications graves par le chloral; nous les avons cités, mais nous ne croyons pas devoir insister davantage sur eux.

DIAGNOSCTIC

Les différents caractères propres à l'éruption chloralique, que nous venons de passer brièvement en revue, vont nous permettre de la comparer avec d'autres éruptions et de pouvoir la différencier d'avec elles.

Disons tout d'abord qu'on devra penser immédiatement à une éruption chloralique, lorsqu'on verra les phénomènes que nous avons signalés survenir tout à coup sans prodromes, ni aucun symptôme précurseur, sans démangeaison, ni fièvre, chez un malade soumis à la médication par le chloral. On tiendra grand compte, en outre, du siége de l'éruption (face, cou, poitrine, niveau des grandes articulations), de l'influence qu'ont sur elle les repas, les boissons alcooliques. La dyspnée, les palpitations attireront l'attention. Enfin on ne conservera aucun doute, si, le chloral supprimé, l'éruption disparaît.

Quelles sont maintenant les éruptions avec lesquelles on pourrait la confondre? Nous ne pouvons, après la description qui en a été faite plus haut, la rapprocher de celles qu'on observe dans le cours des fièvres graves, du rash de la variole, de l'état puerpéral, du rhumatisme, de la diphthérie, etc. Outre que ces exanthèmes ne présentent pas les caractères si pathognomoniques que nous avons assignés à l'exanthème chloralique, ils s'accompagnent, de plus, de phénomènes propres qui ne peuvent laisser subsister aucun doute dans l'esprit du clinicien. Nous ferons la même remarque pour les fièvres éruptives, pour la scarlatine, et surtout pour la rougeole. Ces affections, avant d'en arriver à la période d'éruption, présentent des prodromes qui leur sont propres; le malade est en proie à une fièvre intense, il y a parfois des phénomènes généraux graves, des complications peuvent survenir, la terminaison avec desquamation est bien différente de celle de l'éruption chloralique. Toutefois, malgré cela, le praticien doit être sur ses gardes et bien se renseigner auprès du malade pour savoir à quelle médication il a été soumis; car, pour n'en citer qu'un exemple, nous avons vu l'erreur commise, et une éruption chloralique prise par des médecins savants pour une rougeole à sa période de déclin.

On ne la confondra pas non plus avec la roséole syphilitique. Les antécédents du malade, la forme de l'éruption, sa couleur sombre, cuivrée, sa localisation surtout sur le tronc, le dos, le ventre, rendront l'erreur impossible.

Mais, si le diagnostic peut être en général facile avec les différentes affections que nous venons de citer, il ne l'est pas autant avec les éruptions provoquées indirectes ou pathogénétiques, ou du moins avec certaines d'entre elles. Sans doute, vu le caractère essentiellement érythémateux de l'éruption chloralique, on ne pourra la confondre avec celles qui sont provoquées par l'arsenic, le mercure, l'iode, etc. La marche des éruptions provoquées par ces substances, et surtout leur apparence, les différencient complétement de celle que nous avons décrite. Très-rarement le mercure donne lieu à de l'érythème; c'est le plus souvent une lésion vésiculeuse, puis pustuleuse, qui se développe après son ingestion. L'arsenic provoque ou une affection vésicu leuse, ou de l'ecthyma. L'iode donne lieu à de l'acné, à du purpura, etc. Mais il est d'autres substances qui provoquent chez certains malades des éruptions presque exclusivement érythémateuses, présentant avec l'éruption chloralique, une analogie, une ressemblance remarquables. C'est d'abord la belladone, puis la quinine, l'opium, mais surtout le copahu, qui donnent lieu à des éruptions se rapprochant, sous beaucoup de rapports, de celle que nous venons de décrire. L'érythème de la thérébentine et du datura sont très-rares, et présentent des symptômes concomitants un peu différents : démangeaisons vives, quelquefois papules, etc.

L'érythème belladoné se rapproche beaucoup, tant par son apparence que par certains symptômes qui l'accompagnent, de l'érythème chloralique. Il consiste dans « une rougeur diffuse, d'une teinte parfois très-animée et dont l'aspect rappelle assez bien l'exanthème scarlatineux (Bazin). » Le plus souvent partiel et localisé à la face, il est remarquable par la rapidité de son évolution ; il paraît et disparaît en quelques heures. Il n'y a pas de fièvre et, comme phénomène concomitant, il y a, de même que dans l'érythème chloralique, une accélération notable des battements cardiaques. En outre, on observe de la rougeur et de la sécheresse de la gorge, et la pupille est fortement dilatée.

Sauf ces deux derniers phénomènes, on est frappé de l'analogie des deux éruptions. La localisation surtout à la face, la rapidité d'évolution, les palpitations les rapprochent évidemment. Mais nous savons que, dans l'empoisonnement chloralique,il n'y a pas cette sécheresse de la gorge et cette dilatation de la pupille, qu'on trouve toujours dans l'empoisonnement par la belladone. De plus, l'influence des aliments, des boissons alcooliques, la dyspnée angoissante contribueront à dissiper toute espèce de doute.

La roséole quinique, signalée comme fréquente en Grèce, par M. Panas, n'est que rarement observée chez nous. Toutefois, il en existe un certain nombre d'observations où sont signalés ses principaux symptômes. Survenant tantôt brusquement, tantôt au déclin d'un traitement par la quinine, cette éruption « n'a pas de siége de prédilection ; le plus communément, c'est toute la surface tégumentaire qui est envahie, tronc, membres, face ; d'autres fois, la face et le tronc sont indemnes. Les placards, d'un rouge très-vif, disparaissent sous la pression du doigt, et sont séparés les uns des autres par des intervalles de peau saine. Dans la plupart des cas, la démangeaison est notable » (1).

Après cette description de la roséole quinique, il est inutile d'insister, croyons-nous, sur les caractères qui séparent les deux éruptions. Cet érythème quinique ne

(1) Deschamps. Thèse de Paris, 1878.

présente nullement, même de loin, les mêmes caractères que l'érythème chloralique. Nous ne voyons pas là, comme dans ce dernier, les siéges de prédilection, la coïncidence avec les repas, la dyspnée, les palpitations, etc.

Quant à l'érythème provoqué par les opiacés, nous ne pouvons nous empêcher de lui trouver une analogie assez marquée, sous certains rapports, avec l'érythème du chloral. Il siége surtout à la face, sur la région sternale, sur les membres, mais sans siége de prédilection spécial, et disparaît en quelques heures. On observe une certaine accélération des mouvements du cœur, et des battements des carotides. Le malade, en outre, ressent une vive chaleur, des démangeaisons parfois atroces, et il se fait une sudation assez abondante, phénomènes que nous ne trouvons pas ou, du moins, qui sont excessivement atténués dans l'éruption par le chloral. Nous voyons donc que, malgré quelques symptômes communs, il y a certaines différences entre ces deux éruptions.

Reste l'érythème des résineux, avec lequel on pourrait confondre l'éruption chloralique. Sous certains rapports l'analogie est frappante; la forme, l'aspect de l'éruption, ses siéges de prédilection sont les mêmes que dans l'exanthème dû au chloral. Voici, en effet, comment s'exprime Bazin sur l'éruption des balsamiques : « Si l'éruption s'opère avec lenteur, et d'une manière successive, elle se limite, à son début, à certains points qui semblent constituer pour elle des siéges de prédilection; tels sont les poignets, les malléoles, les genoux, les mains, les pieds; c'est aussi sur ces régions que nous la trouvons le mieux accusée dans son état, et le plus tenace à son déclin Dans d'autres cas, l'exanthème se développe d'une manière brusque et rapide, et envahit d'emblée la totalité des téguments; c'est alors surtout qu'on le voit s'accompagner de symptômes fébriles plus ou moins intenses.

« La roséole des balsamiques débute habituellement sous forme de taches rosées ou rouges, inégales en surface, arrondies ou déchiquetées sur leurs bords, ne faisant aucune saillie, disparaissant sous la pression des doigts: les unes restent petites, isolées, d'autres se groupent au point de donner à la peau une rougeur presque uniforme. Ces taches, d'abord plus ou moins circonscrites aux régions indiquées, n'ont par elles-mêmes qu'une existence très-éphémère, et s'éteignent presque aussitôt si l'on suspend la médication. Dans le cas contraire, on les voit s'étendre et se généraliser à toute la surface du corps. Les démangeaisons, très modérées au début, deviennent fort vives et parfois intolérables; en même temps, l'éruption peut subir d'importantes modifications dans son aspect et dans ses caractères: les éléments qui la composent perdent leur apparence de simples macules pour s'élever au-dessus du niveau de la peau et se transformer en véritables papules appréciables à l'œil et au doigt; ce phénomène s'observe plus spécialement sur les lieux d'élection, où l'on trouve de larges plaques rouges, terminées à leurs bords par une sorte de bourrelet ondulé et saillant (1). »

(1) Bazin. Leçons théor. et clin. sur les affections cutanées artificielles.

On peut juger par cette description de l'analogie qui existe entre ces deux exanthèmes. A part la dyspnée, les palpitations, la rougeur de la face qui n'est pas fréquente dans l'érythème copahique, la démangeaison qui y est plus vive, la fièvre légère qui existe quelquefois, la ressemblance est frappante, et l'erreur ne peut être évitée qu'en y mettant le plus grand soin.

En dehors de ces éruptions médicamenteuses, il en est d'autres encore avec lesquelles il faut éviter de confondre l'exanthème chloralique : nous voulons parler des éruptions chirurgicales décrites par quelques auteurs, et en particulier, en France, par MM. les professeur Verneuil et Trélat (1), et par M. le Dr Tremblez (2). Ces éruptions présentent parfois, quoique rarement, la forme scarlatineuse ou la forme rubéolique, et l'erreur peut être facile pour un praticien non prévenu.

Il peut arriver, en effet, qu'un blessé soit soumis, pour une cause ou pour une autre, à la médication par le chloral : une éruption peut survenir et être attribuée au traumatisme, lorsque le vrai coupable est le chloral. Le Dr Tremblez, dans sa thèse, cite le cas d'un soldat présentant une plaie des parties molles de la cuisse, produite par un éclat de grenade, et qui, dix jours après, fut atteint de tétanos. On le traita par le chloral à haute dose, et douze jours après le début de cette médication le malade présenta une éruption rubéolique qu'on attribua au traumatisme. L'observation, très-succincte-

(1) Trélat. Leçons, Progrès médical, 1878.
(2) Thèse, 1876.

ment rapportée, ne contient pas d'autres détails; mais il ne nous semble pas impossible qu'on ait pris là une éruption chloralique pour une éruption chirurgicale. Il suffit qu'on soit prévenu pour qu'une observation attentive, un interrogatoire sérieux du malade fassent éviter l'erreur.

Il est enfin un autre ordre de troubles cutanés avec lesquels on pourrait confondre l'éruption due au chloral : nous voulons parler des congestions émotives, si bien décrites par M. le professeur Vulpian. Ces congestions envahissent la face, les oreilles, le cou, d'une manière plus ou moins rapide, et s'accompagnent de battements artériels, de palpitations, de bruissement dans les oreilles, de trouble de la vue, etc. Elles peuvent même envahir, chez des femmes très-nerveuses, chez des sujets très-impressionnables, la partie antérieure du thorax, les épaules, et même la partie antérieure du ventre et la partie supérieure des cuisses, comme M. Vulpian en cite un exemple qu'il a observé, chez un homme d'une cinquantaine d'années, très-nerveux, et souffrant de douleurs névralgiques à siéges variables. « La disposition de cette rougeur émotive du tronc, dit M. Vulpian, offre de l'intérêt. Elle n'est pas diffuse dès le début comme à la face. On voit se produire sur la partie supérieure du thorax, à la région sternale et au-dessous des clavicules, des taches rosées irrégulièrement arrondies, parfois irrégulièrement annulaires, de quelques millimètres à 1 centimètre au moins de diamètre, d'abord roses, puis rapidement confluentes, et qui tendent bientôt à se réunir par leurs bords, de façon à former des plaques plus ou moins étendues. Ces plaques peuvent se réunir elles-mêmes par leurs bords, et la peau de toute la région supérieure et antérieure du thorax peut alors offrir une rougeur uniforme et plus ou moins intense. L'apparition et le développement de cette congestion se font de la même façon dans les parties de la région dorsale lorsqu'elle s'y manifeste aussi (1). »

Comme on le voit, il y a une certaine analogie entre ces congestions et l'exanthème chloralique, et au moment où cette congestion est sous forme de roséole on pourrait être embarrassé ; mais l'apparition subite de ces taches chez un malade qui n'est sous d'autre influence que l'émotion, leur disparition rapide ne peuvent laisser place à l'erreur.

DEGRÉ DE FRÉQUENCE DE CES ÉRUPTIONS.

Pouvons-nous, avec les données que nous possédons, apprécier la fréquence des éruptions provoquées par le chloral? Nous ne le pensons pas. Une semblable question ne saurait être résolue qu'après la constatation d'un grand nombre de faits : or, notre expérience est trop restreinte, et il nous semblerait prématuré de fixer les causes prédisposantes ou occasionnelles qui favorisent l'apparition de cet exanthème. Nous ne pouvons faire que des hypothèses.

(1) Vulpian. Leçons sur les vaso-moteurs. Paris, 1874.

Le chloral, comme tous les médicaments, manifeste sa présence dans l'organisme par deux ordres de symptômes : 1° des symptômes habituels ; 2° des symptômes rares, en quelque sorte exceptionnels. A ce second ordre appartiennent les éruptions. Quelle est donc la cause de cette différence ? Tient-elle à la dose, au mode d'administration ? Nous ne le pensons pas. C'est, croyons-nous, dans certaines prédispositions individuelles qu'il faut la chercher.

Sans doute, nous touchons là à un point obscur de physiologie pathologique. On a reproché à certains médecins de vouloir se payer de mots, en invoquant sans cesse la prédisposition individuelle, l'état d'idiosyncrasie ! Eh bien, ces états existent incontestablement, et expliquent la receptivité spéciale de certains malades, la facilité étonnante avec laquelle ils subissent l'influence de tel ou tel médicament.

Ne voit-on pas tous les jours des malades saturés de copahu, d'iodure de potassium, sans en ressentir aucune atteinte, tandis que d'autres ne peuvent pour ainsi dire pas toucher à ces médicaments sans présenter une éruption intense et persistante ? Nous n'hésitons pas à croire qu'il en est ainsi pour le chloral.

Il ne nous semble pas, d'après nos observations, d'après celles que nous avons relevées dans les journaux français ou étrangers, que la question de la dose soit de très-grande importance. Tel malade, après une dose minime de chloral (2 à 4 grammes), est pris d'accidents cutanés, tandis que tel autre, malgré la dose excessive et longtemps répétée, ne présente jamais d'éruption.

Toutefois, après ces réserves, nous placerons une simple remarque. Nous avons cru voir que l'éruption chloralique atteignait plutôt les individus à tempérament nerveux, les hystériques par exemple, ou bien les malades atteints d'affections nerveuses, comme les paralytiques généraux, ou bien encore les malades débilités, cachectiques. Y a-t-il là une simple coïncidence? Ou bien observe-t-on ces faits plus souvent chez des malades atteints d'affections nerveuses, par la seule raison que c'est à eux qu'on administre le plus souvent du chloral? Ou bien enfin faut-il voir là une prédisposition spéciale, de par le fait de la maladie? Nous n'osons trancher la question. Nos malades, pour la plupart, étaient atteints d'affections nerveuses, hystérie, paralysie générale, myélite : voilà le fait. Nous le signalons, engageant vivement les cliniciens à diriger leurs recherches en ce sens.

PATHOGÉNIE.

Après avoir passé en revue les principaux symptômes de ces éruptions, leur marche, leurs lieux d'élection ; après avoir cherché à les différencier d'avec d'autres éruptions pathogénétiques, il nous reste à nous demander par quel mécanisme elles se produisent.

Trousseau, on le sait, admettait que l'organisme développe des éruptions sous l'influence de certains agents, soit parce que ces agents sont doués de propriétés spéciales et dynamiques, soit, et nous citons ici les paroles de Trousseau dans son Traité de thérapeutique, que ces éruptions ne soient, « comme les lésions et les maladies artificielles, développées par les poisons chez l'homme sain, que des propriétés morbides latentes dans notre organisme, et que chaque poison excite, en leur imprimant des caractères spéciaux suivant sa nature spéciale. Le poison n'est donc pas la maladie, mais sa cause déterminante. La véritable cause des lésions observées, c'est l'organisme par les propriétés morbides qu'il renferme. »

Telle est la théorie dite dynamique. Tout ingénieuse qu'elle soit, cette théorie, il faut bien l'avouer, ne satisfait que difficilement l'esprit. Ces vues théoriques n'apprennent rien, et il ne faut pas s'étonner que les esprits vraiment pratiques, vraiment observateurs, aient cherché une autre explication. Pour les éruptions que nous étudions, il faut sans doute faire la part de l'organisme, ou plutôt la part de la prédisposition, mais il faut, croyons-nous, en chercher ailleurs la cause.

Bazin, l'éminent dermatologiste de l'hôpital Saint-Louis, a attribué les éruptions pathogénétiques à l'élimination du médicament par la sécrétion cutanée. La peau ne serait qu'un crible à travers lequel filtreraient, par le moyen de ses glandes, les médicaments charriés par le sang, et ces médicaments l'atteindraient ainsi directement, par une véritable irritation locale, de dedans en dehors. A l'appui de cette opinion, on peut citer les nombreuses observations de médicaments, recueillis ou constatés dans les diverses sécrétions cutanées, ou dans la sérosité d'un vésicatoire. C'est ainsi qu'on sait parfaitement que le mercure, le soufre, l'arsenic, l'iode, l'alcool, sont éliminés en partie par la peau.

Cette théorie est aujourd'hui généralement admise : bien qu'on puisse lui faire quelques objections, on ne peut nier toutefois qu'elle repose sur des faits consciencieusement observés.

Pouvons-nous, avec ces données, expliquer les éruptions cutanées provoquées par le chloral ? Plusieurs auteurs avaient cru pouvoir le faire.

Winckel, en 1871, soignant un éclamptique par le chloral, constata une éruption cutanée fébrile, occasionnant une sensation de prurit, et même de brûlure cuisante. L'éruption se montrait huit minutes après l'administration du chloral en lavement. Il y eut exfoliation généralisée sur tout le corps. On provoqua un nouvel érythème pendant la fin de la desquamation. Cette éruption était pour lui la preuve que le chloral, dans le sang, se décomposait en chloroforme et formiates qui s'éliminaient par la peau (1).

Blunt, en 1873, affirma que les formiates, s'éliminant par les glandes sudoripares, amenaient l'irritation de la peau et les éruptions (2).

Donc, pour ces deux auteurs, décomposition du

(1) Schmidt's Jahrbucher, 1871.
(2) British medical Journal, 22 février 1873.

chloral, au contact du sang, en chloroforme et formiates, élimination des formiates par les glandes de la peau, éruption consécutive, telle est la théorie par laquelle peut s'expliquer ce que Blunt a appelé « l'origine chimique de l'éruption chloralique. »

Pour pouvoir juger cette théorie, il est indispensable d'entrer dans quelques détails. On sait que O. Liebreich, et après lui beaucoup d'autres expérimentateurs, ont cru à la décomposition du chloral, au contact des liquides alcalins de l'organisme, en chloroforme et acide formique. Pour eux le chloral agissait comme hypnotique, par le chloroforme qui se dégage ainsi. M. le professeur Vulpian, M. Gubler ne sont pas de cet avis et croient que le chloral agit seulement comme chloral.

Et d'abord, M. le professeur Gubler a établi, par des expériences nombreuses et minutieusement faites, que cette transformation est difficile, essentiellement lente, qu'elle a lieu en quantité infinitésimale, et qu'il n'y a jamais ainsi dans le sang qu'une très-minime quantité de chloroforme, dont les effets disparaissent devant ceux du chloral. M. Vulpian accepte complétement les idées de M. Gubler : pour lui, la transformation serait essentiellement lente. Pour donner lieu à un sommeil aussi profond que celui du chloral, il faudrait que la décomposition fût rapide, et se fît en quantité considérable ; dans ces conditions, l'haleine des animaux endormis devrait laisser exhaler une forte odeur de chloroforme, et c'est ce qui n'a pas lieu (1). En outre,

(1) Cours de pathologie expérimentale, 1876.

M. le Dr Chopart, dans sa thèse, dit que dans des recherches faites en 1876 au laborateur de l'Hôtel-Dieu, par M. Hardy, « la présence de l'oxyde de carbone dans le sang n'a pas été constatée en quantités appréciables, après l'injection de chloral dans les veines. Le protoxyde étant la condition de la transformation en acide formique, on peut se croire autorisé à juger la questition du dédoublement chloralique comme tranchée, et à affirmer que le chloral n'agit point par l'oxyde de carbone auquel il pourrait donner naissance (1). »

Après des expériences si minutieuses faites par des savants aussi compétents, la théorie de Liebreich nous semble fortement ébranlée, et par là même celle de Blunt, pour expliquer les éruptions, se trouve sapée par sa base. Toutefois, s'il restait encore quelque doute dans l'esprit de certains cliniciens, qui pourraient croire que l'élimination du médicament par la peau pourrait bien avoir, sur l'origine des éruptions, une action causale importante, ce doute devrait tomber devant l'examen scrupuleux des faits.

Nous avons vu dans l'observation I (obs. de Paulin), que ce malade avait présenté, à un moment donné, un phénomène très-intéressant et qui est, pour la question qui nous occupe, d'une grande valeur. Cet homme était sujet à des sueurs occupant exclusivement le côté gauche du corps ; or, malgré cela, il présentait des phénomènes éruptifs des deux côtés également. — Le

(1) Thèse de Paris, 1876.

malade qui fait le sujet de l'observation II a présenté des phénomènes absolument identiques. Chez lui, les sueurs ont occupé alternativement, tantôt le côté gauche seul, tantôt le côté droit seul, et cependant l'éruption se montrait des deux côtés. Ces deux faits nous semblent décisifs : puisque les phénomènes cutanés se montraient aussi bien du côté où il n'existait pas de sueurs que de l'autre côté, il n'est plus possible, pour expliquer l'éruption, de mettre en cause l'élimination du médicament, sous une forme ou sous une autre, par les glandes sudoripares. Nous devons donc, pour l'éruption chloralique, rejeter sans appel la théorie de Blunt.

Où devons-nous donc chercher la cause de ces éruptions ? Nous ne pouvons ici dissimuler notre embarras. L'étude des divers faits que nous avons recueillis, et des malades que nous avons observés, ne nous fournit que bien peu de renseignements à cet égard. Si nous avons trouvé, chez plusieurs d'entre eux, des caractères particuliers qui pouvaient nous faire rejeter sûrement la théorie par élimination, en revanche nous en trouvons peu qui puissent nous guider dans l'interprétation d'une autre théorie.

Claude Bernard a démontré que les substances médicamenteuses agissent sur tous les éléments anatomiques; mais il a démontré aussi que, parmi les éléments anatomiques, il en est qui répondent particulièrement, et d'une manière primordiale, à l'action du médicament. Or, il nous paraît démontré que le chloral agit surtout sur l'élément nerveux, et principalement sur le centre bulbaire. Il agirait également sur certains centres ganglionnaires dépendant du sympathique (Vulpian).

C'est cette prédominance de l'action du chloral sur le système nerveux qui conduisit les auteurs à rechercher là la cause des accidents cutanés qu'ils observèrent. Crichton-Browne, en Angleterre, Schule, en Allemagne, et beaucoup d'observateurs après eux, acceptant les idées de Brown-Séquard, les attribuèrent à une paralysie temporaire des centres vaso-moteurs « de la tête et du cou, consécutive à une impression violente, ou de nature particulière, exercée sur les nerfs afférents à l'estomac, et les petits ganglions avec lesquels ils sont en rapport (1). « Pour Crichton-Browne, cette paralysie vaso-motrice ne saurait être mise en doute.

D'après lui, cette action paralysante peut atteindre la moelle épinière et amener la paresse des extrémités. Des faits de cette nature ont été observés par le Dr Manning, à l'asile de Laverstock : la suppression du chloral et l'administration de la teinture de noix vomique firent cesser les accidents paralytiques, ce qui montre bien qu'ils étaient dus au chloral.

C'est donc à des accidents de nature paralytique, portant essentiellement sur le système circulatoire, que ces auteurs croient avoir affaire. Le système vaso-moteur tout entier est atteint, d'où résultent ces dilatations vasculaires, ces congestions céphaliques intenses, ces

(1) Crichton-Browne. In the Lancet du 1er et 8 avril 1871, cité par A. Gauchet dans le Bulletin de thérapeutique, 1871, t. I, p. 429.

hyperémies cutanées, etc. C'est là, croyons-nous également, la véritable interprétation que l'on doive donner, des divers troubles que nous avons signalés. Ces vues semblent, d'ailleurs, entièrement confirmées par les remarquables expériences de M. le professeur Vulpian.

Mais, avant de rapporter les faits observés par l'éminent physiologiste, il est utile d'entrer dans quelques détails, sur l'action qu'exercent les fibres nerveuses dites vaso-constrictives et vaso-dilatatrices, sur l'état des vaisseaux. Les pages qui vont suivre seront presque textuellement empruntées aux leçons remarquables de M. Vulpian sur les vaso-moteurs.

On sait que les vaisseaux se trouvent constamment dans un état de demi-resserrement, de « tonus » dû à l'activité permanente des vaso-constricteurs. « Ce tonus « cesse, dit M. Vulpian, les vaisseaux se dilatent, quand « on coupe en travers leurs nerfs vaso-constricteurs. « Ces nerfs doivent par conséquent leur état d'activité « tonique à une excitation venue des centres nerveux « vaso-moteurs. Ce sont ces centres qui, en définitive, « entretiennent le tonus vasculaire. Les ganglions ner- « veux, situés sur le trajet des vaso-constricteurs, pa- « raissent jouer un rôle important sous ce rapport. Or, « on peut supposer que les fibres nerveuses vaso-dila- « tatrices se terminent dans ces ganglions, et qu'elles « peuvent, lorsqu'elles entrent en jeu par suite d'une « excitation directe ou réflexe, modifier de telle sorte « l'état moléculaire des cellules de ces ganglions, que « l'excitation, entretenue par ces cellules dans les « fibres vaso-constrictives, cesse tout aussitôt. De là

« nécessairement, suspension du tonus vasculaire et « dilatation paralytique des vaisseaux (1). »

Telle est l'hypothèse de M. le professeur Vulpian, hypothèse impliquant sans doute, comme il le dit lui-même, « beaucoup de suppositions secondaires, » mais enfin hypothèse légitime.

Or, d'après les expériences de M. Vulpian, le chloral agirait sur les ganglions placés sur le trajet des vaso-constricteurs absolument de la même manière que l'excitation directe ou réflexe des prétendues fibres vaso-dilatrices. Il agirait donc non-seulement sur les centres cérébro-spinaux, mais encore sur les ganglions sympathiques, d'où dilatation vasculaire.

En effet, M. Vulpian a constaté que, « chez un chien « chloralisé par injection intra-veineuse, jusqu'à aboli- « tion complète de la sensibilité et de l'excitation ré- « flexe, il est impossible de déterminer, par la faradi- « sation du bout périphérique du nerf lingual coupé, « les effets vaso-dilatateurs qui sont si marqués dans « toute la moitié correspondante de la langue, lorsque « l'expérience est faite sur un animal soit absolument « sain, soit curarisé et soumis à la respiration artifi- « cielle, soit morphinisé ou atropinisé (2). »

Comment expliquer ce phénomène? « C'est proba- « blement, dit M. Vulpian, parce que le chloral para- « lyse en grande partie l'activité des ganglions situés « sur le trajet des nerfs vaso-constricteurs, que l'excita-

(1) Vulpian. Leçons sur les vaso-moteurs, voir l'introduction.
(2) Vulpian. Loc. cit.

« tion des fibres de la corde du tympan ne produit plus « sur, les vaisseaux de la langue, une action vaso-di- « latrice aussi prononcée que dans les autres condi- « tions. Ces vaisseaux déjà dilatés, par suite de l'in- « fluence paralysante qu'exerce le chloral sur les « ganglions, qui gouvernent dans une certaine mesure « leur tonus, ne peuvent plus guère se prêter à une « nouvelle dilatation. »

« Cette interprétation du mécanisme par lequel le « chloral rend plus ou moins impuissantes les excita- « tions vaso-dilatatrices directes, indique, comme point « de départ, la constatation d'une dilatation paraly- « tique des vaisseaux produite par cet agent anesthé- « sique. Or, cette paralysie vasculaire n'est pas dou- « teuse. Si l'on examine la cavité buccale d'un chien « chloralisé jusqu'à anesthésie complète, il est facile « de voir que toute l'étendue de la membrane muqueuse « des parois de cette cavité offre une congestion assez « vive ; cette congestion est surtout accusée dans la « muqueuse de la langue. »

« Non-seulement le chloral détermine une dilatation « des vaisseaux de la membrane buccale, mais il « exerce une action analogue sur les vaisseaux des « autres muqueuses, et sur ceux des différents viscères « (reins entre autres), et sur ceux de la peau (1). »

Donc, et pour se résumer, M. le professeur Vulpian conclut « que le chloral agit sur les ganglions nerveux situés sur le trajet des nerfs vaso-constricteurs,

(1) Vulpian. Leçons sur les vaso-moteurs, t. II, p. 754 et suivantes.

et que son action sur les cellules de ces ganglions, se borne à empêcher les modifications que l'excitation des fibres vaso-dilatrices y provoque, modifications qui ont pour résultat la paralysie des nerfs vaso-constricteurs (1). »

Nous avons tenu à citer textuellement ces pages remarquables de l'éminent professeur. En effet, les expériences qui y sont mentionnées, expériences que nous savons être minutieusement faites et bien observées, nous donnent la clef des différents troubles que nous avons signalés. Cette dilatation vasculaire parfaitement constatée chez l'animal chloralisé, dilatation de cause évidemment nerveuse, nous donne l'explication des troubles cutanés qui suivent l'administration du chloral; de sorte que nous pouvons résumer ainsi qu'il suit l'enchaînement des différents phénomènes : action sur les centres bulbo-spinaux, action sur les centres ganglionnaires sympathiques, et par suite dilatation vasculaire, par paralysie des vaso-constricteurs.

Telle est l'explication la plus rationnelle que l'on puisse donner de ces troubles éruptifs. Nous n'avons pu, pour les raisons citées plus haut, admettre la théorie de Bazin, et les hypothèses plus récentes de Blunt : les expériences de Gubler, de Hardy, les faits que nous avons cités (obs. I et II), réduisent à néant les arguments de l'auteur anglais. Seule la théorie par paralysie vaso-motrice semble rationnelle.

Ne pourrait-on pas trouver un argument de plus en

(1) Id. Voir Introduction.

faveur de cette théorie vaso-motrice, dans l'analogie évidente que nous avons signalée, entre les éruptions chloraliques et les congestions émotives si bien décrites par M. le professeur Vulpian ? Ces troubles émotifs, personne ne peut le nier, sont d'ordre éminemment nerveux. « Dans le cas de congestion émotive, dit M. Vulpian, il est probable que le relâchement du tonus vasculaire est dû à une interruption plus ou moins complète et passagère du fonctionnement des centres vaso-moteurs, dont l'activité permanente produit et maintient le tonus des vaisseaux de la face. Ces centres sont, d'une part, les ganglions cervicaux et thoraciques inférieurs du grand sympathique ; d'autre part, les foyers d'origine intra-médullaires et intra-bulbaires des vaso-moteurs de la face. C'est sans doute l'activité de ces foyers qui est suspendue par l'incitation provenant du centre émotif : les vaisseaux de la face, et parfois ceux du cerveau, commencent aussitôt à se dilater, comme ils le feraient si les racines rachidiennes, qui fournissent les fibres d'origine du cordon cervical du sympathique, étaient coupées. » (1).

Et ce n'est point là, comme on pourrait nous l'objecter, une simple vue de l'esprit. L'analogie entre les congestions émotives et les éruptions chloraliques repose, non-seulement sur le raisonnement, mais encore sur l'expérimentation. Le professeur Mosso (de Turin) a construit en 1876 un instrument fort ingénieux, le plethysmographe, à l'aide duquel on peut enregistrer les mouve-

(1) Vulpian. Leçons sur les vaso-moteurs, t. II.

ments des vaisseaux sanguins. La dilatation ou la constriction de ces vaisseaux amènent une augmentation ou une diminution du volume du membre, augmentation ou diminution que l'on peut constater sur un registre où, à l'aide d'un contre poids, une ligne ascendante ou descendante se trouve tracée (1).

L'auteur, à l'aide de cet instrument, a pu constater, d'une part, que toutes les petites émotions se traduisent par une modification dans l'état des vaisseaux sanguins. La seule entrée d'une personne, pendant l'expérience, peut faire varier l'avant-bras, par exemple, de 4 à 15 centimètres cubes.

D'autre part, appliquant son appareil à l'étude du chloral, Mosso, d'après les changements de volume subi par l'avant-bras, conclut que, sous l'influence d'une dose suffisante de chloral, les vaisseaux se dilatent, le sang s'accumule à leur intérieur, et ces phénomènes marchent de pair avec l'abaissement de la température centrale. Plus ils s'accentuent, plus le sommeil chloralique s'accuse.

Tout nous autorise donc à accepter l'analogie entre les éruptions que nous décrivons, et les éruptions dues aux congestions cutanées émotives.

Il nous reste maintenant à nous demander l'explication de la dyspnée et des palpitations si fréquentes, nous pouvons même dire existant toujours plus ou moins accentuées, chez les individus présentant des éruptions chloraliques.

(1) Cours du professeur Mosso à l'Université de Turin. Voir Revue scientifique, 1876, n° 48, on trouvera là la description de l'appareil.

Nous devons avouer que nous ne pouvons ici encore faire que des hypothèses : vu la difficulté de la question on nous pardonnera, nous osons l'espérer, de demeurer dans un doute prudent.

Nous avons vu, en analysant les symptômes, que plusieurs observateurs avaient signalé de l'érythème pharyngé. Peut-on aller jusqu'à supposer qu'une légère éruption puisse se manifester également sur le larynx et les bronches, et provoquer cette dyspnée, tantôt légère, tantôt intense, déjà signalée par Kirn et Crichton-Browne, et que nous avons nous-même observée chez nos malades ? Nous ne le pensons pas. Cette éruption, en effet, ne pourrait se faire sans provoquer une certaine congestion à la surface de la muqueuse bronchique, et nécessairement par là même, des phénomènes d'exsudation qui dénonceraient cet état pathologique. Or, une auscultation attentive ne fait découvrir aucun râle, ne laisse percevoir aucun signe physique qui puisse donner l'explication de cette dyspnée parfois si intense.

Pour nous, s'il nous était permis de donner notre humble avis, nous inclinerions à penser qu'il faut donner de cette dyspnée les mêmes explications que nous avons assignées aux troubles cutanés. C'est par une action paralytique portant sur le centre bulbaire que ces phénomènes paraissent provoqués. C'est là une dyspnée de cause essentiellement nerveuse, comme la dyspnée urémique, par exemple. Vouloir aller plus loin dans l'explication de ces troubles respiratoires, nous semble prématuré quant à présent.

Nous en dirons autant des troubles cardiaques : là encore, nous ne pouvons donner que des hypothèses.

Nous avons vu que le chloral, par une paralysie vaso-motrice, détermine du côté de la peau une dilatation vasculaire, paraissant donner lieu aux accidents cutanés que nous avons décrits. Or, cette dilatation des vaisseaux ne peu avoir lieu sans occasionner une diminution notable de la tension vasculaire, et nous savons que cette diminution amène après elle une accélération des mouvement cardiaques qui, plus tard, il est vrai, fait place au ralentissement. Mais dans ces conditions, si les battements du cœur sont un certain temps accélérés, ce qui est réel, ils deviennent en même temps plus faibles. Or, nous avons vu, au contraire, que chez plusieurs de nos malades, on observait une énergie plus grande des battements cardiaques, qui étaient assez forts quelquefois pour soulever violemment la paroi thoracique. Il semble donc que ce ne soit point là qu'on doive chercher la cause de ces troubles cardiaques.

Si l'on veut bien nous permettre de hasarder encore ici une hypothèse, il nous paraît rationnel de penser que ces accidents sont également de nature nerveuse, et qu'ils sont sous la dépendance d'une paralysie du nerf vague consécutive à une paralysie du centre bulbaire. On sait en effet que cette paralysie du nerf vague produit une excitation, une accélération des mouvements du cœur. Il est vrai que nous avons admis aussi une paralysie du grand sympathique, et que cette paralysie d'apres certains auteurs, provoque une diminution des mouvements du cœur, d'où compensation. Mais il faut ajouter que, suivant un grand nombre de physiologistes, l'antagonisme entre l'action du sympathique et celle du pneumogastrique n'est nullement prouvé. Plusieurs même admettent que cette paralysie du sympathique amenant, comme on le sait, la dilatation vasculaire avec diminution de tension, contribue aussi, pour sa part, à produire le phénomène palpitations. Les deux causes, paralysie du sympathique, paralysie de pneumogastrique s'ajouteraient ainsi pour produire le même effet et même l'augmenter.

Telles sont, sous toutes réserves, les diverses hypothèses par lesquelles nous croyons pouvoir expliquer la dyspnée et les palpitations que nous avons observées.

CONCLUSIONS

1° L'ingestion de l'hydrate de chloral détermine chez un certain nombre d'individus, une éruption exanthématique, méritant le nom d'érythème chloralique, de rash scarlatiniforme chloralique. Si l'on en croit certains auteurs étrangers, on aurait aussi observé de l'urticaire et du purpura ;

2° Cet érythème siége surtout à la face, au cou, sur le devant de la poitrine, au niveau des grandes articulations, du côté de l'extension, sur le dos des mains, des pieds, etc. Il apparaît après les repas, ou après l'ingestion de liqueurs alcooliques. Le plus souvent, il n'y a pas de démangeaison. Pas de fièvre, durée très-courte ;

3° Il s'accompagne de dyspnée et de palpitations quelquefois intenses ;

4° C'est un phénomène se produisant chez certains individus prédisposés ;

5° Il semble causé par une paralysie vaso-motrice, de même que la dyspnée et les palpitations qui l'accompagnent.

Paris. — A. PARENT, imprimeur de la Faculté de Médecine, rue M.-le-Prince, 29-31.